ŒUVRES CHIRURGICALES ET MÉDICALES

Du Dr G. GUILLON (père)

Docteur en médecine de la Faculté de Paris
Ex-chirurgien des Hussards de la Garde royale et de la Garde nationale de Paris
ancien chirurgien-consultant de S. M. le Roi Louis-Philippe
Chirurgien ordinaire de S. M. l'Empereur Napoléon III (à Vichy et à Biarritz)
trois fois lauréat de l'Académie des sciences de Paris
Membre de plusieurs Sociétés savantes, Chevalier de la Légion d'honneur, etc., etc.

CATHÉTÉRISME — STRICTUROTOMIE INTRA-URÉTRALE — LITHOTRITIE
APPAREIL REDRESSEUR DES FLEXIONS OSSEUSES
APRÈS LES FRACTURES DU FÉMUR
BANDAGE POUR LA FRACTURE DE LA CLAVICULE
DES CATAPLASMES, A L'INTÉRIEUR DU VAGIN ET DU RECTUM
NOUVEAU TRAITEMENT DE LA DIPHTÉRITE — DE LA PROCRÉATION
DES SEXES A VOLONTÉ

Avec Figures dans le Texte

PARIS
Chez J.-B. BAILLIÈRE & Fils
19, RUE HAUTEFEUILLE, 19

1879

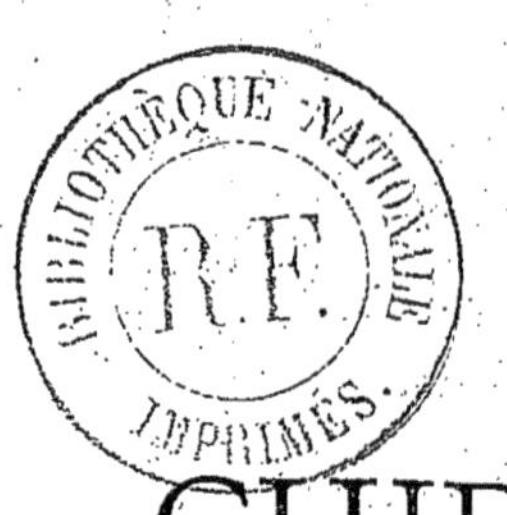

ŒUVRES
CHIRURGICALES
ET
MÉDICALES

LIBRAIRIE J.-B. BAILLIÈRE PÈRE & FILS

E. **FOURNIÉ.** *Application des sciences à la médecine.* In-8 de 731 pages, avec figures. Paris, 1878. 10 fr.

E. **FOURNIÉ.** *Essai de Psychologie. La bête et l'homme.* In-8 de 567 pages. Paris, 1877. 7 fr.

F. **ESMARCH.** *Chirurgie de guerre.* Traduction française du Dr Rouge (de Lausanne). In-8 de 316 pages, avec figures coloriées. Paris, 1879. 20 fr.

A. **BERTHERAND.** *Des résections, dans les cas de traumatisme des os et des articulations.* In-8, Paris, 1879. 3 fr. 50

A. **BERTHERAND.** *Précis des maladies vénériennes, de leur doctrine et de leur traitement.* 2e édition. In-8 de 550 pages, avec planches. Paris, 1873. 7 fr.

A. **BERTHERAND.** *Campagne d'Italie de 1859.* 2e édition. Paris, 1869. 2 fr.

A. **BERTHERAND.** *Campagnes de Kabylie, de 1854 à 1857.* In-8 de 400 pages, avec carte. Paris, 1862. 6 fr.

A. **BERTHERAND.** *Le Siège de Paris, histoire d'une ambulance.* In-8. Paris, 1871. 1 fr.

A. **BERTHERAND.** *Études sur les eaux minérales de l'Algérie.* In-8. Paris, 1857. 3 fr.

A. **BERTHERAND.** *Des pansements rares et des pansements fréquents des plaies.* In-8. 1 fr. 50

A. **BERTHERAND.** *Traité des adénites idiopathiques et spécialement de celles du col.* In-8. 2 fr.

A. **BERTHERAND.** *Des plaies d'armes à feu de l'orbite.* In-8. 1 fr.

A. **MITCHELL.** *Alger et son climat, dans le traitement de la phtisie.* In-8. 1 fr. 50

PERRON. *La Médecine du Prophète.* In-8 de 228 pages. 4 fr.

ŒUVRES
CHIRURGICALES

ET

MÉDICALES

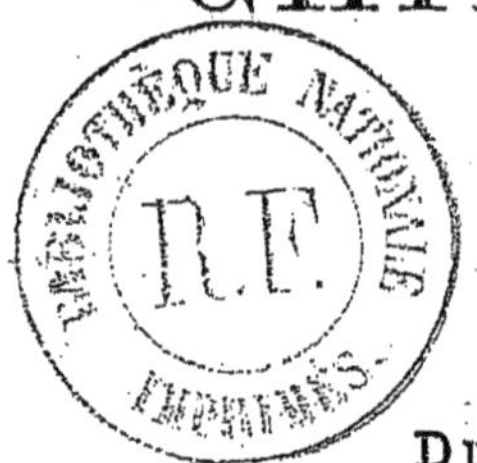

Du Dr G. GUILLON (père)

Docteur en médecine de la Faculté de Paris
Ex-chirurgien des Hussards de la Garde royale et de la Garde nationale de Paris
ancien chirurgien-consultant de S. M. le Roi Louis-Philippe
Chirurgien ordinaire de S. M. l'Empereur Napoléon III (à Vichy et à Biarritz)
trois fois lauréat de l'Académie des sciences de Paris
Membre de plusieurs Sociétés savantes, Chevalier de la Légion d'honneur, etc., etc.

CATHÉTÉRISME — STRICTUROTOMIE INTRA-URÉTRALE — LITHOTRITIE
APPAREIL REDRESSEUR DES FLEXIONS OSSEUSES
APRÈS LES FRACTURES DU FÉMUR
BANDAGE POUR LA FRACTURE DE LA CLAVICULE
DES CATAPLASMES, A L'INTÉRIEUR DU VAGIN ET DU RECTUM
NOUVEAU TRAITEMENT DE LA DIPHTÉRITE — DE LA PROCRÉATION
DES SEXES A VOLONTÉ

Avec Figures dans le Texte

PARIS
Chez J.-B. BAILLIÈRE & Fils
19, RUE HAUTEFEUILLE, 19

1879

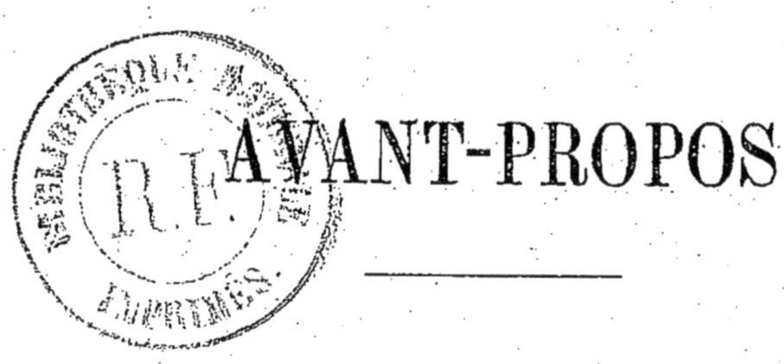

AVANT-PROPOS

Depuis 1820, date de ma thèse inaugurale, en-dehors de quelques cas de médecine et de chirurgie pratiques usuels, qui ont fixé mon attention, je me suis presque exclusivement occupé des *maladies des voies urinaires*, en général, particulièrement des *rétrécissements fibreux du canal de l'urètre* et des *calculs de la vessie*. Longtemps partagé entre ma clientèle parisienne et les *Saisons de Vichy*, je n'ai eu que de rares loisirs pour confier au papier les fruits de mon expérience. Aussi, mes écrits se trouvent-ils réduits aux communications que j'ai faites, de loin en loin, à la Société de médecine pratique, à l'Académie de médecine et à l'Académie des sciences.

C'est donc aux comptes rendus de ces trois sociétés que sont empruntés les éléments de ce livre, qui est à la fois le résumé et le complément de mes publications antérieures.

Dans ma vie de travailleur, la lutte a été de toutes

les heures; l'obstacle, vrai Protée, y a pris toutes les formes, depuis l'hostilité systématique des académies, jusqu'à l'audace des rivalités professionnelles et la malveillance d'écrivains classiques, sans compter l'attitude trop souvent molle ou indifférente de la presse médicale, en présence de conflits où son intervention active était si bien indiquée dans l'intérêt de notre profession.

La seule découverte qui ne m'ait pas été manifestement disputée est celle des bougies et des sondes élastiques à bout olivaire, et des bougies filiformes, en baleine et à renflements successifs, dont l'introduction dans la pratique marque la phase la plus caractéristique de l'histoire du cathétérisme. Il est utile que les jeunes chercheurs sachent que l'estampille officielle n'implique pas nécessairement l'impartialité scientifique; que, dans les couloirs académiques, de même que dans nos livres classiques et nos publications les plus autorisées, la passion, l'injustice et l'erreur conspirent parfois contre le progrès, pour atteindre plus sûrement ses initiateurs. C'est le meilleur moyen, je crois, de prouver que tout n'est pas pour le mieux dans le meilleur des mondes, et, en même temps, d'activer l'esprit de réforme, qui tend à améliorer l'enseignement dans nos facultés, dans nos hôpitaux, esprit qui finira bien, tôt ou tard, je l'espère, par modifier l'organisation présente de l'Académie de médecine et de l'Académie des sciences, dont les rapports avec les travailleurs laissent vraiment à désirer.

Mais ce n'est pas ici le lieu de parler de mes déboires devant de puissants aréopages. L'occasion se présentera plus d'une fois de les exposer dans le courant de ce livre. Je me bornerai, pour bien établir, avant tout, mes droits de propriété, quant aux perfectionnements que je revendique comme miens, à reproduire la lettre ci-après, que j'adressais, le 25 juin 1844, à M. le Président de l'Académie de médecine de Paris.

Monsieur le Président,

J'ai l'honneur de vous exposer, en vous priant de le soumettre à l'examen de l'Académie, un perfectionnement du lithotriteur de M. Heurteloup, que j'emploie depuis plusieurs années et qui présente des avantages réels.

Comme je soigne actuellement un calculeux, qui consent à se laisser examiner par quelques-uns de vos collègues, si vous vouliez avoir la bonté de nommer une commission, j'emploierai mon instrument devant elle, et je démontrerai qu'avec lui, on obtient ordinairement, en une seule séance, des résultats qui, avec d'autres brise-pierres, en nécessiteraient quinze ou vingt, si ce n'est un plus grand nombre.

Le levier que présente son armature, et à l'aide duquel on exécute la pression, opère avec une très-grande rapidité le broiement des calculs susceptibles d'être détruits de la sorte, et le chirurgien peut facilement apprécier le degré de force qu'il emploie, ce qu'on ne saurait faire avec les différentes espèces d'écrou ou le pignon.

La pièce centrale, nommée *évacuateur*, et qui est un double fond mobile, sert à débarrasser le lithotriteur très-promptement et facilement du détritus qui s'accumule dans la branche femelle, sans qu'il soit nécessaire pour cela de le retirer de la vessie. Cet évacuateur, en faisant tomber, dans le réservoir de l'urine, les portions de calcul qui se trouvent entre les mors du brise-pierre, rend à celui-ci son volume primitif avant qu'on le retire.

Les reproches réellement fondés qu'on fait à la lithotritie sont les suivants :

1o Un grand nombre de séances, avec les brise-pierres généralement employés, est nécessaire pour broyer un calcul assez dur et d'un certain volume ;

2o On déchire toujours plus ou moins la membrane muqueuse qui tapisse le col de la vessie et l'urètre, en retirant un lithotriteur rempli de détritus et de fragments de calculs, dont les pointes font saillie de chaque côté de son bec ;

3o C'est cette extraction, qu'on est obligé de renouveler plusieurs fois par séance avec les brise-pierres en usage, qui détermine la grande majorité des accidents observés à la suite de l'opération.

Dans l'espoir d'éviter ces inconvénients, j'ai fait exécuter mon lithotriteur, qui n'exige ni aide, ni support, ni aucun moyen contentif. Les résultats obtenus, sur un grand nombre de calculeux et les lithotrities que j'ai pratiquées en présence de MM. les barons Cloquet et Larrey, etc., démontrent que j'ai atteint le but que je m'étais proposé : broyer rapidement les calculs, sans être obligé de retirer l'instrument de la vessie pour le vider ; diminuer beaucoup le nombre des séances de lithotritie, en épargnant des souffrances aux malades..... (*Bull. de l'Acad. de médecine*, t. XI, no 19, 15 juillet 1844.)

La vérité est que, depuis cette époque reculée, à trente ans de distance, je n'ai rien à retrancher de cette lettre. Une pratique variée a pleinement justifié les espérances que me donnaient mes instruments.

Je ne doute pas que la manière dont j'emploie la lithotritie ne l'ait rapprochée du but qui lui a été assigné par son inventeur, et qui, du reste, peut seul en légitimer l'usage, à savoir : égaler autant que possible la cystotomie par la rapidité d'exécution, sans faire courir au patient les dangers inhérents à cette dernière opération.

Au contraire, on semble multiplier à plaisir les séances. Pour n'en citer que deux exemples, que tout le monde a pu constater, comme moi, un calculeux de l'hôpital Beaujon a été d'abord opéré cinquante fois par le procédé de M. Sédillot, et, depuis, il a subi quarante nouvelles séances!

Au cours de dix mois, un autre calculeux a été lithotritié cinquante-neuf fois à l'hôpital Necker : ce qui ne l'a pas empêché de mourir dernièrement avec la pierre!

Est-ce là de l'art ou du métier? Et que dire, après cela, des académies, des chirurgiens! D'aucuns, et des spécialistes, feignent d'ignorer une méthode guérissant vite et sûrement; d'autres la connaissent fort bien, mais ne s'acharnent pas moins à la discréditer, pour en empêcher la vulgarisation.

Pour moi, dont les jours sont comptés, j'ai voulu poursuivre jusqu'au bout l'œuvre de ma vie. Après avoir fait don, à la bibliothèque des Internes de l'Hôtel-Dieu, d'une collection du Bulletin de l'Académie de médecine; d'un brise-pierre pour adultes, à l'hôpital Necker (service de M. Désormeaux); à l'hôpital Beaujon, de deux brise-pierres, un grand et un moyen pour adultes, ma tâche n'eût pas été finie, si je n'avais groupé, en un volume de lecture facile, des travaux épars dans des comptes rendus académiques, où personne, à coup sûr, n'aurait eu le courage d'aller les compulser.

Maintenant que chacun pourra aisément étudier mes procédés thérapeutiques, il ne me reste qu'un vœu à formuler. Plaise à Dieu qu'ils ne me suivent pas dans la tombe ; j'en atteste une pratique civile et militaire de plus de cinquante ans, l'art et les malades ne perdront rien à leur vulgarisation, dont je lègue le soin à mes successeurs !

Ma contribution aux progrès de la thérapeutique des maladies des voies urinaires se rapporte :

1° A mon procédé de cathétérisme;

2° Au traitement des rétrécissements du canal de l'urètre, par des procédés de mon invention;

3° A divers perfectionnements par moi introduits dans la pratique de la lithotritie.

Pour ce qui concerne la chirurgie et la médecine, en général, quelques travaux de moindre valeur peut-être, au point de vue de la nouveauté, m'ont paru, toutefois, soit par leur importance pratique, soit par l'intérêt thérapeutique et physiologique qu'ils éveillent, mériter une place dans ce résumé de mes œuvres principales. C'est ainsi que j'ai été conduit à réimprimer divers mémoires ou articles, publiés à différentes époques, sur :

1° Le redressement des fractures mal consolidées du fémur;

2° Les modifications que j'ai apportées au bandage de Desault, pour la contention des fractures de la clavicule;

3° L'emploi des cataplasmes, à l'intérieur du vagin et du rectum;

4° Un traitement nouveau de la diphtérite;

5° La procréation des sexes à volonté.

J'ai enfin esquissé, dans un *Appendice*, le récit de mes instances devant les corps savants, et précisé mon intervention, comme chirurgien-consultant, dans le traitement des premières phases de la maladie de Napoléon III.

Je ne puis mieux terminer ces quelques lignes, qu'en reproduisant l'appréciation trop flatteuse, qu'a faite de mes travaux et de mes méthodes M. l'abbé Moigno, rédacteur en chef du journal *les Mondes*. Cet article est l'expression fidèle du but que j'ai toujours poursuivi, et trouve par conséquent sa place ici, comme l'écho sincère de ma pensée. Je laisse parler M. l'abbé Moigno.

Un noble vieillard, un potentat de l'humanité, puisqu'il a dépassé le grand âge de quatre-vingts ans, en conservant l'intégrité de ses facultés physiques, intellectuelles et morales, M. Guillon père, ancien chirurgien-consultant du roi Louis-Philippe, frappe instamment à la porte de la Commission du prix Montyon de médecine et de chirurgie de l'Académie des sciences.

Il a déjà reçu : un premier encouragement, au concours de 1847, pour son travail relatif au broiement de la pierre dans la vessie ; un second encouragement, au concours de 1849, pour son brise-pierre pulvérisateur et évacuateur; une récompense, au concours de 1856, pour son procédé de dilatation des rétrécissements de l'urètre.

« Cette récompense et ces encouragements, dont le dernier date de près de vingt ans, ont été pour notre vieil ami un glorieux stimulant. Il a perfectionné de plus en plus et sa méthode incomparable d'urétrotomie intra-urétrale d'arrière en avant, moyen curatif infaillible des rétrécissements de l'urètre, méthode à laquelle appartenait de droit, au jugement de juges aussi compétents qu'impartiaux, le grand prix de la fondation du marquis d'Argenteuil; et sa méthode de lithotritie prompte, inoffensive et souverainement efficace par ses brise-pierres à levier. Ces brise-pierres l'emportent bien certainement sur tous les instruments rivaux, de l'aveu même des confrères les plus expérimentés. S'ils ne s'en servent pas, c'est parce qu'ils les trouvent trop chers, ou parce qu'ils partagent cette illusion à la mode, mais très-grave, « que *le côté* mécanique *de la lithotritie, qui occupait il y a trente ans la première place dans la préoccupation des chirurgiens, est devenu tout à fait secondaire;* qu'il ne s'agit plus aujourd'hui que de déterminer les indications cliniques, qui rendent les différents procédés de taille et de lithotritie, ou la réunion de ces deux méthodes, préférables » (paroles de M. le Dr Mallez, au sein de la Société de médecine pratique). Ce n'est pas par un motif d'intérêt personnel que M. Guillon, avant de mourir, conjure ses juges de couronner par un prix les encouragements et la récompense de l'Académie des sciences. La somme afférente au prix n'a aucune valeur à ses yeux; il est prêt à l'abandonner à un établissement quelconque de charité. L'Académie des sciences sait, d'ailleurs, que notre ami voulait faire servir à la fondation d'un prix à décerner par elle la somme de onze mille francs (trois fois supérieure en valeur à un prix Montyon ordinaire) qui avait été la rémunération des heureuses applications de ses méthodes à la personne de l'Empereur (1).

(1) Les honoraires, destinés par l'Empereur à rémunérer les services de M. le Dr Guillon avaient été fixés par S. M. à une somme plus que triple de celle relatée par l'abbé Moigno. Je n'ai pas à expliquer ici par suite de

Mais M. Guillon voit avec une immense douleur que la lithotritie, telle qu'il l'a créée, la lithotritie QUI GUÉRIT PROMPTEMEMT ET SUREMENT, n'a pas encore remplacé dans la pratique chirurgicale cette lithotritie longue, infiniment longue, encore plus incertaine, qu'ont fatalement subie le roi des Belges et l'empereur Napoléon III. Il voit, au contraire, que les lithotriteurs en renom, effrayés eux-mêmes de leurs incertitudes et de leurs insuccès, sont tristement arrivés à plaider la cause de la taille antique ou périnéale et même de la combinaison de la taille et de la lithotritie, comme si une seule de ces terribles méthodes ne créait pas encore assez de dangers ! En plaidant sa cause avec une ardeur toute juvénile, le noble vieillard croit sincèrement, et nous croyons avec lui, nous qui l'avons vu si souvent à l'œuvre, qui ne l'avons pas perdu un instant de vue depuis trente longues années, qu'il plaide la cause de la SCIENCE et de l'HUMANITÉ. Quels immenses progrès, si l'on voulait bien y réfléchir, que d'être parvenu à obtenir la guérison d'un calculeux, quelle que soit la grosseur de la pierre, en DEUX OU TROIS SÉANCES DE CINQ MINUTES, A UN OU SIX JOURS DE DISTANCE ! C'est ce que faisait M. Guillon père ; c'est ce que fait après lui, depuis quinze ans, son fils, qui n'a pas perdu un seul malade des suites de l'opération. Sans doute que les insistances de M. le Dr Guillon sont importunes et fatigantes ; mais, je le répète, il ne plaide pas *pro aris et focis :* il sait qu'il a déjà un pied dans la tombe ; mais s'il consent volontiers à mourir lui-même, il ne veut pas, à tout prix, que ses instruments et sa méthode meurent, parce qu'ils sont la vie et la santé d'un grand nombre de malades. Voilà la cause unique d'une opiniâtreté, que l'on semble vouloir attribuer quelquefois à une fantaisie de vieillard, ou à la manie sénile des grandeurs. Nous partageons si bien les convictions de notre vieil ami que nous conjurons ses juges, MM. Bouillaud, Cloquet, Sédillot, Larrey, Marey, Milne Edwards, Robin, etc., de lui accorder le prix qu'il a sollicité, auquel il a vraiment droit, et

quelles circonstances ces honoraires, réduits des deux tiers, ont été déclinés et offerts par moi à l'Académie des sciences, pour la fondation d'un prix. (Dr G.)

de ne pas l'ajourner à un autre concours. Nous n'hésitons pas à le dire : tous ceux qui liront l'exposé de la méthode et la description du brise-pierre de M. Guillon seront d'avis, avec nous, que l'Académie, en les couronnant, loin de se déjuger, ne fera que proclamer le mérite des perfectionnements nombreux et considérables qu'elle a provoqués, par ses encouragements et sa récompense.

F. Moigno.

ŒUVRES CHIRURGICALES

ET

MÉDICALES

I

CATHÉTÉRISME

On sait que la dysurie, l'ischurie, la retention d'urine sont dues, le plus souvent soit à des coarctations intra-urétrales, soit à des engorgements de la prostate, ou à des obstacles intra-vésicaux.

Mes procédés de cathétérisme, désormais acquis à la pratique, ont eu pour effet de réduire aux proportions d'expédient suprême la *boutonnière périnéale* et la *ponction vésicale*, dont on a tant abusé, en permettant au chirurgien de franchir les obstacles que l'imperfection des anciennes bougies laissait insurmontables.

Les bougies en baleine, qui sont aujourd'hui dans toutes les mains et que chacun connaît, sont de mon invention (1). Quoi qu'il en soit, je rappellerai surtout les indications

(1) Je n'invoquerai, pour garants de mes titres à ce perfectionnement de l'exploration intra-urétrale, que le témoignage de Malgaigne (*Manuel de médecine opératoire*, 8e édition, t. II, page 550), et la revendication faite, en ma faveur, par mon éminent et judicieux confrère le Dr A. Berthe-rand, dans l'appréciation si indépendante qu'il a publiée (*Gazette médicale de l'Algérie*, janvier, 1878), d'un mémoire d'Amussat fils, sur un soi-disant « nouveau cathétérisme au moyen d'un conducteur en baleine. »

spéciales des deux modèles de mes instruments. 1° La bougie à renflements successifs, dont l'extrémité filiforme a de 0m 15 à 0m 16 de longueur; 2° Celle à extrémité très-flexible, et terminée par un petit renflement olivaire. Telles sont les bougies *dilatatrices* à l'aide desquelles les fausses routes sont évitées. Le cathétérisme *évacuateur* se pratique avec les sondes élastiques de moyen calibre, et à bout olivaire. (*Voir les figures ci-contre.*)

La figure A représente ma *bougie élastique, conique*, pleine terminée par un renflement olivaire.

La figure B représente ma *sonde exploratrice en baleine, à renflements* successifs.

La figure C représente la *bougie pleine* A, convertie en *sonde creuse*, lorsqu'il est besoin de procéder à l'évacuation de l'urine.

Voici mon *modus faciendi :*

Je commence par reconnaître, à l'aide d'une petite bougie, terminée par une petite boule, graduée et très-flexible, à quelle profondeur se trouve le premier rétrécissement. Mes premières tentatives de cathé-

A

B

C

térisme sont exécutées dans l'attitude où je trouve le malade, soit couché, soit assis, soit debout ; mais je préfère l'examen assis ou dans le décubitus dorsal.

La bougie, soit la sonde, introduite par la main droite jusqu'à l'obstacle, le pénis étant tenu de la main gauche et allongé doucement, si l'instrument ne s'engage pas d'emblée dans le rétrécissement, je le retire de l'étendue d'un ou deux centimètres. Puis, en lui imprimant un mouvement de rotation et de va et vient, en même temps que j'attire la verge, je parviens ordinairement à franchir les strictures. Quand j'éprouve une grande difficulté à engager une bougie dans la coarctation, pour faciliter son cheminement, j'incline le pénis en différents sens, en haut, en bas, à droite, à gauche. Assez fréquemment aussi, je fais exécuter l'allongement de la verge par le malade lui-même, pendant que, de la main gauche, j'exerce une compression sur le périnée, compression qui fait cesser les contractions spasmodiques des muscles bulbo et ischio-caverneux, des muscles de Wilson, et celles des fibres circulaires de cette couche musculaire, qu'on trouve adhérente à la surface externe de la muqueuse urétrale.

On reconnaît que l'extrémité conductrice filiforme d'une bougie en baleine est arrivée au-delà des rétrécissements, à la facilité avec laquelle on fait exécuter à l'instrument des mouvements de rotation. Si la bougie s'est pliée devant une coarctation, ou entre deux strictures, on s'en aperçoit à la difficulté qu'on éprouve à lui faire exécuter ces mouvements de rotation. Dans ce cas, il faut la retirer pour la redresser, et l'introduire de nouveau.

Lorsque la pointe a pénétré dans la vessie, après qu'on

l'a poussée avec une force proportionnée à la résistance, *en abaissant beaucoup la main*, on engage l'un après l'autre, dans les strictures, les renflements successifs que présente la bougie, puis, à leur suite, la portion cylindrique de l'instrument : le malade le garde pendant un quart d'heure ou vingt minutes. La bougie, qui a franchi des rétrécissements fibreux, s'y trouve parfois tellement serrée que, pour l'en retirer, il faut employer une force assez considérable. Quand la bougie est extraite, le malade peut vider sa vessie ; si ce n'est en totalité, il le fait du moins de manière à éprouver à l'instant même un très-grand soulagement. Le réservoir urinaire se vide-t-il difficilement? Je substitue immédiatement une sonde à la bougie.

Ce cathétérisme rapide, *que j'ai pratiqué un grand nombre de fois, n'a jamais causé d'accidents sérieux*, bien qu'il puisse être suivi de la sortie de quelques gouttes de sang par le méat urinaire.

Si le cathétérisme a été employé pour remédier à une rétention d'urine, la satisfaction qu'éprouve le malade, en urinant facilement, lorsque la bougie est retirée, lui fait à l'instant oublier la très-petite douleur que lui a infligée l'opération pour obtenir le résultat.

Ordinairement, je renouvelle le cathétérisme tous les deux jours, en laissant le corps dilatant dans l'urètre, pendant un quart d'heure chaque fois. Je continue ainsi *la dilatation temporaire, avec des bougies de plus en plus volumineuses, et quelques séances suffisent pour mettre l'opéré dans des conditions satisfaisantes.*

Je dois le faire remarquer : après avoir employé le cathétérisme dilatateur, pour vaincre des rétrécissements *prétendus infranchissables* ou *prétendus non dilatables*, quelques malades ont ressenti un léger accès de fièvre avec tremblement nerveux. L'un d'eux en a été effrayé, *parce que j'avais omis de l'avertir que ces phénomènes pouvaient se produire*. Quelques tasses d'une infusion légère, l'abstinence et le repos ont toujours mis fin très-promptement à cette indisposition, qui fait parfois abuser du sulfate de quinine, en inspirant des craintes peu fondées.

Lorsque, pendant le cathétérisme, ou peu de temps après, le malade éprouve une défaillance, ce qui arrive quelquefois, il est nécessaire de lui prescrire la diète jusqu'au lendemain : une alimentation même modérée, pouvant être suivie d'un dérangement des fonctions digestives, qui durerait plusieurs jours.

Je rappellerai enfin, ici, qu'à l'aide de mes *speculum uretri*, décrits dans la *Gazette des hôpitaux* du 26 septembre 1833, et dans le *Journal des connaissances médicales* d'avril 1843, page 148, j'ai démontré, il y aura bientôt cinquante ans, à plusieurs confrères, que, dans l'état normal, *il n'y a pas de vide dans l'urètre;* la fibre musculaire, adhérente à la surface externe de la muqueuse urétrale, *maintenant en contact immédiat la partie du canal excréteur de l'urine, tapissée par cette membrane.*

L'opinion de Malgaigne, favorable à mes procédés de cathétérisme, m'est d'autant plus précieuse qu'elle se rattache au fait suivant, accompli sous les yeux de l'éminent professeur.

En 1857, j'ai été invité à me rendre à l'hôpital Beaujon, pour y examiner deux rétrécissements urétraux, considérés comme infranchissables, compliqués de fistules urinaires au scrotum et au périnée : plusieurs essais de cathétérisme avaient été tentés infructueusement, par deux de nos plus célèbres chirurgiens, MM. Malgaigne et Huguier.

Dans une première tentative, opérée avec une bougie en baleine à pointe filiforne, je franchis le premier rétrécissement, et la bougie sortit, par la fistule du scrotum.

Dans une deuxième séance, qui eut lieu le lendemain, j'employai une autre bougie en baleine de même forme et un peu plus volumineuse : les deux rétrécissements furent franchis, à la satisfaction de l'honorable clinicien et des élèves qui assistaient à sa visite.

La dilatation obtenue fut maintenue et augmentée avec des bougies élastiques, et les fistules se cicatrisèrent assez rapidement, le malade ayant l'attention de n'uriner qu'avec une sonde. Enfin, la guérison étant complète, il retourna à Marseille, sa patrie, mais en conservant ses rétrécissements durs et anciens, qu'on a dû attaquer sans doute, plus tard, par la stricturotomie.

Je pourrais placer ici plusieurs pièces, constatant que j'ai évité la *ponction de la vessie* et l'opération de la *boutonnière* à plusieurs malades, auxquels des confrères d'une grande réputation les avaient conseillées; mais je me contenterai de mettre sous les yeux du lecteur la lettre ci-après, que m'a adressée, en 1854, M. Thomas, l'un de nos chirurgiens les plus éminents, alors professeur de clinique chirurgicale à l'École préparatoire de médecine de Tours, et la relation d'un fait qui démontre que nos confrères de la médecine militaire, eux, accueillent avec empressement ce qui peut être utile à leurs malades.

Ces deux documents suffiront, je l'espère, pour fixer

l'opinion sur les prétendus rétrécissements infranchissables ou non dilatables, auxquels Syme et ses partisans remédient en ouvrant l'urètre au moyen du bistouri.

« Tours, 20 juillet 1854.

« Mon cher confrère,

« Je vous apprendrai avec plaisir que le jeune homme, que je vous ai conduit à Paris, en octobre 1850, est complétement guéri de ses rétrécissements de l'urètre, et qu'il vient de se marier.

« Vous vous rappelez peut-être que les difficultés d'uriner dataient de plusieurs années, et que le malade avait éprouvé de fréquentes rétentions d'urine ; que l'introduction des bougies, qui avait été possible dans les premiers temps, était devenue impraticable dans les deux dernières rétentions d'urine : les accidents qui s'étaient développés alors avaient été si sérieux que nous avions pensé à vider la vessie au moyen de la ponction. Mais ce moyen extrême ne fut pas mis en usage, parce que nous étions parvenus à faire uriner le malade à l'aide d'injections forcées ; depuis ces accidents, le malade urinait goutte à goutte ou par un jet filiforme. Le cathétérisme étant devenu impraticable, et considérant les rétrécissements comme infranchissables par les moyens ordinaires, je me décidai à vous conduire ce malade. Je dois vous le répéter, mon cher confrère, je fus émerveillé de la facilité avec laquelle vous avez franchi les rétrécissements, au moyen de vos bougies en baleine. La seconde partie du traitement (dilatation et incisions urétrales) n'a pas été moins heureuse : le malade, comme je vous le dis en commençant ma lettre, est complètement guéri.

« Veuillez agréer, mon cher confrère, l'expression de mes sentiments les plus distingués.

« *Signé :* Thomas,

« Professeur d'anatomie à l'École préparatoire de médecine de Tours. »

Un professeur, aussi savant que modeste, de l'École de médecine du Val-de-Grâce, M. de Dr Lustreman, m'ayant prévenu de la présence, dans son service, d'un malade atteint de rétrécissements urétraux qui, depuis huit mois, n'avaient pu être franchis qu'au moyen de bougies de trois millimètres, et toujours avec des accidents graves, c'était une bonne occasion de mettre de nouveau en évidence l'efficacité de ma méthode opératoire. Je fis immédiatement appel à la Commission des prix Montyon, laquelle, n'étant composée que de médecins, réclama l'adjonction d'un chirurgien. L'Académie fit droit à cette demande, et pria la Commission ainsi complétée de suivre l'opération. Mais l'illustre chirurgien de l'Académie se refusa nettement à la constatation qu'on attendait de sa part. L'opération a donc dû être pratiquée sans lui, en présence de M. Lustreman et de cinq autres chirurgiens du Val-de-Grâce, MM. Billot, Collignon, Guéraud, Hayer et Paulet. Comme toujours, elle a été facile, prompte et efficace; au bout de quelques minutes, les coarctations étaient franchies avec une bougie à renflement de 3 à 6 millimètres. Restaient à guérir les rétrécissements, prétendus incurables, par *le procédé si sûr des incisions intra-urétrales, d'arrière en avant*. Comme j'ai perdu de vue le malade, depuis lors, je ne saurais dire ce qui aura été fait ultérieurement.

II

STRICTUROTOMIE INTRA-URÉTRALE

De même que, au début de ma pratique, le cathétérisme dilatateur et évacuateur n'avait à son service que des moyens défectueux, de même trouvai-je que l'art de traiter et de guérir les coarctations urétrales ne consistait qu'en de simples palliatifs, tels que la dilatation et la compression excentriques, à l'aide d'instruments insuffisants : la lancette à gaine et ses diverses modifications, plus ou moins stériles. On avait bien, aussi, recours à la cautérisation, mais seulement avec des agents à l'état solide.

A propos de la dilatation, on a vu ce que j'avais été conduit à imaginer. Après avoir substitué, aux bougies en usage, celles de mon invention, et pour lesquelles il n'existe plus de rétrécissements infranchissables, je me préoccupai des moyens d'attaquer ces derniers, de façon à les guérir aussi radicalement que possible. De là une série de nouveaux instruments connus sous les noms d'*Urétrotomes* et de *Sarcotomes*, dont la description présente un certain intérêt historique et montre les tâtonnements par lesquels passe tout inventeur, avant d'atteindre la perfection dont il s'est fait l'objectif.

Le premier est une espèce de sonde droite en argent, d'où sort latéralement une lame tranchante, qui permet de faire une incision sur chacune des parois de l'urètre.

Le second consiste en une canule de même métal composée de deux pièces mobiles l'une sur l'autre, et disposées de manière à présenter à volonté un écartement plus ou moins grand, suivant la longueur de la coarctation, et dans laquelle sont placées deux lames, dont le tranchant est dirigé de telle sorte qu'elles font des incisions excentriques. Au moyen de cet instrument, les rétrécissements sur lesquels on veut agir sont seuls attaqués : les autres parties du canal en restant isolées.

Des troisièmes et quatrième urétrotomes à lames excentriques, l'un est courbe et l'autre flexible.

Une fausse route faite par une sonde de Ducamp, et convertie ensuite par le cathétérisme en un second canal, m'inspira l'idée qui a produit mes sarcotomes.

La cloison résultant de cette manœuvre malheureuse ne pouvait être détruite par la cautérisation; l'excision était indispensable. Pour la pratiquer, je fis fabriquer un instrument formé de deux canules en acier, entrant l'une dans l'autre : la première, de neuf pouces de long, un peu arrondie à son extrémité vésicale, présentant une fenêtre d'un pouce de long et occupant la moitié de sa circonférence; la deuxième, de douze pouces de long, offrant à l'une de ses extrémités une fenêtre pareille à celle de la canule externe, y correspondant lorsqu'elles sont l'une dans l'autre, et se mouvant comme ces niches mobiles dans lesquelles on renferme de petites vierges d'ivoire. L'autre extrémité de la canule intérieure se termine par une sorte de baïonnette, dont les côtés, ainsi que les bords des fenêtres, sont tranchants à la manière des lames d'une paire de ciseaux et agissent de même.

Armé de cet instrument, je procédai ainsi qu'il suit :

Après avoir introduit la canule extérieure à l'aide d'un conducteur, jusqu'à ce que la cloison fut engagée dans la fenêtre, je portai dans celle-ci la canule intérieure, en engageant la baïonnette sous la cloison ; puis, faisant agir ces deux tubes en sens inverse, je coupai un des côtés de la cloison. Je dirigeai ensuite la baïonnette dans le sens opposé, et la cloison, devenue flottante, fut excisée et ramenée dans l'instrument. Elle avait quatre à cinq lignes de hauteur, environ deux de large, et près d'une d'épaisseur.

Cette opération fut couronnée de succès. Depuis 1830, époque à laquelle je la pratiquai, j'ai souvent et longtemps revu le malade, dont le canal n'a pas cessé de livrer passage à des bougies de quatre lignes.

Les autres sarcotomes, que j'ai fait fabriquer ultérieurement, sont des algalies droites et courbes, ayant, à leur extrémité vésicale, des yeux d'une forme particulière et d'un pouce de long. On les introduit aussi, à l'aide de conducteurs, de mandrins droits en acier, ou flexibles en baleine : elles servent à couper les excroissances qui s'engagent dans les fenêtres des sarcotomes.

Porte-caustiques divers. — J'ai dit que mes prédécesseurs n'avaient cautérisé le canal de l'urètre qu'avec des agents à l'état solide. Il me reste à faire connaître le degré d'extension que je donnai de bonne heure à ce mode de traitement de quelques affections des voies urinaires.

En ce temps-là, — je parle de 1830, — le porte-nitrate d'argent solide de Ducamp était employé par tous les chirurgiens. Mon premier soin fut de modifier cet instrument, qui m'avait mal servi dans certains cas de rétrécissement avec fausse route. J'en fis fabriquer un avec un tube de platine solidement fixé dans un autre tube élastique gradué, qu'il dépasse de trois pouces à son extrémité vésicale. Sur une tige de platine assez grosse, mais cependant très-flexible, est fixée une cuvette présentant un bourrelet à son collet; une bougie élastique, plus longue de deux à trois pouces, sert à conduire l'instrument au-delà de la fausse route, de sorte qu'on peut agir sur le rétrécissement d'arrière en avant.

Après avoir ainsi perfectionné le porte-caustique de Ducamp, j'en imaginai d'autres droits et courbes, avec lesquels on peut agir en même temps sur toute la circonférence du canal de l'urètre, dans une étendue et avec une force plus ou moins grande, suivant l'indication. Ces porte-caustiques sont composés :

1° D'un tube conducteur présentant des divisions par pouces et par lignes;

2° D'une tige centrale, avec une sorte d'embout qui ferme l'extrémité vésicale de celui-ci, facilite son introduction et sert à limiter l'action du caustique;

3° D'un second tube, mobile sur cette tige, auquel est assujettie une petite éponge ou une espèce de pinceau qu'on imbibe du caustique liquide dont on fait usage.

Les caustiques liquides que j'ai employés de préférence sont le nitrate acide de mercure et le nitrate d'argent en solution. Je les portais dans l'urètre au moyen du porte-caustique à fenêtre que voici :

C'est une espèce de sonde élastique de neuf pouces et demi de long, graduée sur deux côtés, dont le pavillon est évasé en entonnoir, et dont l'autre extrémité, arrondie, présente latéralement une ouverture ovale qui occupe le tiers de sa circonférence. Une tige flexible, pourvue d'un anneau à l'une de ses extrémités, et dont l'autre est garnie d'une éponge fixe, sert à porter le cathérétique sur la partie malade.

Ma dernière exécution de ce genre fut un porte-caustique en argent, pourvu d'une sorte d'embout très-flexible qui en facilite l'introduction, et dont la fenêtre est agrandie ou rapetissée, au moyen d'une pièce à coulisse placée dans l'intérieur de l'instrument et fixée à son pavillon.

Tel est l'appareil instrumental, bougies, urétrotomes, sarcotomes et porte-caustiques divers, que j'imaginai au début de ma pratique, mais qui n'a été décrit ici que dans l'unique but de faire, pour ainsi dire, assister le lecteur à cette période d'essais et de tâtonnements qui précède toujours la constitution d'une méthode. Car, des instruments dont je viens de parler, tous, *les bougies exceptées*, ont été abandonnés ou modifiés par moi, au fur et à mesure que l'expérience m'en démontrait l'imperfection ou les dangers. C'est ainsi que je renonçai de bonne heure à la cautérisation, et que je réduisis définitivement mes urétrotomes et mes sarcotomes à l'état de simplicité où on va les trouver dans le rapport de M. Lagneau à l'Académie de médecine, rapport que j'extrais textuellement du compte rendu de la séance du 20 octobre 1849 :

Rapport fait par M. LAGNEAU, *au nom d'une commission, à l'Académie de médecine, qui l'a adopté à l'unanimité.*

« Messieurs, en 1839, vous avez chargé une commission, composée de MM. Roux, Cullerier, Sanson, Velpeau et moi, de vous rendre compte de la nature et des effets d'un procédé opératoire employé par M. Guillon, pour le traitement des rétrécissements de l'urètre les plus graves et les plus rebelles, ceux qui sont durs, calleux et de nature fibreuse, affections considérées jusqu'à ce jour comme incurables par les praticiens les plus éminents.

« Les recherches qui ont conduit notre confrère à l'adoption de cette méthode remontent à 1827. Après s'être sérieusement occupé de trouver les meilleurs moyens de constater l'état du canal de l'urètre affecté de strictures, ce à quoi il est parvenu avec un grand succès par l'usage de bougies en baleine d'une ténuité extrême et d'explorateurs qu'il prépare lui-même; après avoir aussi reconnu, pour un grand nombre de cas de rétrécissements, notamment pour ceux que nous venons de signaler, l'insuffisance des modes de traitement généralement employés jusqu'à lui, tels que la dilatation plus ou moins rapide, et celui qui consiste à attaquer les coarctations par les caustiques de différentes espèces, il a proposé de leur substituer une médication plus rationnelle et plus sûre, en portant directement l'instrument tranchant sur les points indurés du canal.

« L'idée n'était pas absolument nouvelle; mais il y a grande distance d'une conception purement spéculative à son heureuse application à la pratique chirurgicale.

« En effet, messieurs, les rétrécissements de l'urètre paraissent avoir fixé l'attention des médecins des époques les plus reculées. C'est au moins ce qu'on peut inférer de la découverte, faite à Herculanum et à Pompeii, de sondes d'airain et de quelques autres instruments, qui ne pouvaient avoir été inventés que pour soulager, sinon guérir, les malades tourmentés par ces sortes d'affections. Jusque-là, rien n'annonce encore qu'on ait pratiqué la section des portions resserrées du conduit excréteur des urines ; et si l'on peut raisonnablement supposer que l'idée a pu en naître dans quelques esprits supérieurs, on concevra aisément, vu l'imperfection des connaissances en mécanique, que les difficultés, qui se présentaient pour sa réalisation, aient privé jusqu'à ce jour la chirurgie d'un progrès aussi désirable.

« Il ne faut pas remonter plus haut qu'à l'époque d'Ambroise Paré pour trouver les premières et bien imparfaites descriptions des rétrécissements du canal de l'urètre ; et ce n'est à proprement parler que du XVIIIe siècle, époque à laquelle ces affections, comme la plupart de celles dont différents autres points des voies urinaires sont le siège, ont commencé à être l'objet de recherches toutes spéciales, que date la connaissance de cette classe de maladies, basée dès lors sur l'observation clinique et sur l'anatomie pathologique. Jean-Louis Petit d'abord, puis Chopart et Desault, ont fait faire des progrès notables à cette branche de la chirurgie française; ils ont été suivis de près par Boyer et les savants élèves qu'il a formés.

« Depuis ces illustres praticiens, qui ont mené de front l'étiologie et le traitement des rétrécissements de l'urètre, en se prévalant surtout de la méthode par dilatation, au moyen de bougies et de sondes de forme et de nature diverses, deux chirurgiens célèbres, Home et Hunter, proposèrent la cautérisation antéro-postérieure, en quoi ils furent imités par M. Petit. Un peu plus tard, Ducamp apporta à cette méthode un changement avantageux, en préconisant la cautérisation latérale, qui a été depuis l'objet de perfectionnements notables, dus aux travaux de MM. Lallemand, Pasquier et de quelques autres médecins fort distingués.

« Ainsi, messieurs, la dilatation et la cautérisation, telles étaient, il y a à peu près vingt ans, les deux seules méthodes en usage pour le traitement des coarctations urétrales. L'expérience a surabondamment démontré le parti qu'on pouvait tirer de l'une et de l'autre, pour remédier aux grands accidents qu'occasionnent si fréquemment les rétrécissements de l'urètre, quand il sont arrivés à un certain degré, tels que les rétentions complètes d'urine, les dépôts urineux, les fistules urinaires et les affections graves de la vessie qui en sont si habituellement les suites. Mais aussi, il faut le reconnaître, la même expérience avait également appris, et cela depuis bien longtemps, que la cure radicale de ces désordres n'était qu'assez rarement définitive, et que les malades étaient le plus souvent exposés à des rechutes tout aussi fâcheuses, après un laps de temps plus ou moins long. Cette triste vérité, qui mettait en évidence l'imperfection et l'insuffisance de nos procédés opératoires, dans le traitement d'affections si graves et si généralement répandues, avait sérieusement préoccupé quelques praticiens, désireux de trouver une méthode plus efficace et qui mît désormais cette partie de l'art à la hauteur des autres moyens chirurgicaux, dont les effets sont, en général, si certains, si précis, et ordinairement si durables. Il s'agissait de parvenir à trouver moyen de porter les instruments tranchants jusque sur les points rétrécis du canal de l'urètre. Ambr. Paré, dont le génie a élucidé tant de points obscurs de notre science chirurgicale, pensait déjà avoir atteint le but, en employant d'abord une sonde, dont l'extrémité vésicale, façonnée en forme de râpe arrondie, avait pour objet d'irriter par un mouvement de va-et-vient, de comminuer et d'enflammer légèrement les points indurés du canal, qu'il appelait des carnosités, afin d'opérer un dégorgement local, et par suite d'y provoquer une suppuration, qui permît d'en obtenir plus facilement l'affaissement par le moyen de bougies en plomb, enduites d'onguent napolitain. Il donne encore, dans ses œuvres, la figure d'une canule, dans l'intérieur de laquelle passe un stylet portant à son extrémité une espèce de chapeau ou demi-sphère en acier, dont le bord, tranchant dans toute sa circonférence, était destiné à couper les brides et les carnosités, en le retirant et le faisant agir circulairement, par un mouvement de rotation du stylet, sur le bout arrondi de la canule.

« Malgré les bons effets que ce grand chirurgien annonçait avoir obtenus de ces deux opérations, elles furent bientôt abandonnées ; car elles étaient encore trop imparfaites pour remplir le but qu'on devait se proposer dans des affections d'une curation aussi difficile ; et, bien qu'elles aient pu avoir quelques bons résultats, exécutées par un aussi habile praticien, ce n'a dû être que dans des circonstances rares et tout à fait exceptionnelles,

« Depuis lors, aucune tentative de ce genre n'avait été

faite, lorsqu'il y a assez peu de temps, plusieurs médecins étrangers, frappés de l'impuissance des ressources que leur offrait la science contre certains rétrécissements fibreux, et des dangers qu'ils faisaient courir aux malades qui en étaient atteints, proposèrent de traverser d'avant en arrière les obstacles de l'urètre, en se servant d'une sorte de lancette à longue tige, portée jusqu'à la partie antérieure de la coarctation, dans une canule d'argent, et qu'ils poussaient ensuite dans la direction présumée du conduit excréteur. Ces auteurs sont Physick, Dorner, Siebold et Arnoth. Leurs instruments, qui présentent peu de différences entre eux, sont on ne peut plus défectueux. Ils manquent surtout d'un moyen de diriger avec précision leur lame à double tranchant, de manière à éviter les fausses routes. Les praticiens prudents furent en outre effrayés, et avec raison, des lésions qui pouvaient résulter de leur emploi sur les parties saines environnantes. Ce mode de traitement fut, en conséquence, mal accueilli et généralement négligé.

« M. le docteur Reybard, de Lyon, lui seul, a publié, en 1833, des observations témoignant de quelques succès qu'il aurait obtenus par ce procédé, modifié, du reste, dans le sens que nous venons d'indiquer. Il a adapté à l'extrémité vésicale de la canule aplatie, servant à porter dans l'urètre la lancette à longue tige des auteurs ci-dessus, une bougie en caoutchouc, très-déliée et d'un à deux centimètres de longueur, laquelle doit, avant qu'on fasse agir l'instrument, s'introduire dans le rétrécissement, pour donner une direction plus rassurante à son double tranchant. Cette opération, qui, comme les précédentes, offre toujours le grave inconvénient d'inciser d'avant en arrière, a de plus celui de présenter, dans l'exécution, de grandes difficultés pour parvenir à introduire, préalablement à la section, la bougie en forme de tentacule dans le point rétréci du canal. En effet, cette bougie n'a pas une solidité assez grande pour ne pas se courber souvent et se contourner en vrille, par l'effet de la résistance qu'elle rencontre dans l'obstacle à franchir.

« Mais ce qu'on peut avec plus de raison encore reprocher à cette méthode, c'est la trop grande largeur des lames qui y sont employées : il résulte souvent de leur action des incisions trop profondes, qui intéressent parfois bien au-delà de l'épaisseur des tissus indurés.

« En résumé, ce que vos commissaires ont vu, des résultats obtenus par ce procédé, ne leur paraît pas de nature à encourager à en faire usage.

« Quoi qu'il en soit, et nonobstant toutes ces tentatives, selon nous peu satisfaisantes, l'incision des rétrécissements fibreux, en agissant d'avant en arrière, était tombée dans le plus profond oubli. Nous devons cependant déclarer ici que notre collègue, M. Amussat, avait déjà, dès 1824, huit ans avant M. Reybard, appelé de nouveau l'attention des médecins sur les avantages qu'on pouvait retirer de certains instruments tranchants, en les portant jusqu'au centre des coarctations de l'urètre. Il adopta d'abord l'olive à crêtes tranchantes de Dzondi, à laquelle il donna la forme d'un cône armé de huit lames d'un quart de ligne de saillie, et qui était poussée d'avant en arrière, après l'avoir enduite d'une couche de suif. Mais, comme elle avait l'inconvénient de léser les parties saines du canal encore plus que les indurations, notre confrère inventa et fit connaître, en 1832, un autre instrument dont la pièce principale était une tige armée à son extrémité d'une lame tranchante parallèle à son axe et présentant d'un quart de ligne à une demi-ligne de saillie. Elle était introduite jusqu'au rétrécissement à travers une canule droite, graduée ; puis elle était poussée sur le point resserré et y pratiquait des incisions superficielles, sortes d'égratignures qui le dilataient en le faisant saigner.

« Ce procédé offrait déjà un perfectionnement incontestable, si on le compare à celui de Paré ; car il permettait d'attaquer, un peu plus efficacement, le point resserré du canal que ne le faisait la râpe en forme de roseau de ce dernier. Mais l'heureuse innovation qui en fait tout le mérite n'a pas été développée, et elle n'a pu avoir le succès qu'on devait raisonnablement en attendre, son auteur n'ayant eu en vue que d'obtenir un léger dégorgement local et, par suite, une suppuration qui, secondée par l'introduction subséquente et plus ou moins prolongée de sondes ou de bougies flexibles, pût faire fondre et affaisser la coarctation.

« Tel était, Messieurs, le point le plus avancé où l'art fût parvenu quant aux procédés chirurgicaux à opposer aux rétrécissements de l'urètre, à l'aide d'instruments tranchants de formes diverses, proposés antérieurement et postérieurement aux travaux de M. Guillon sur ce sujet, lorsque, sur sa demande, fut nommée votre commission, en 1839. C'est en 1827, avons-nous dit en commençant, que ce médecin crut pouvoir aller plus loin encore que ceux qui l'avaient précédé. Il attaqua plus franchement et plus directement le mal, en pratiquant des incisions plus ou moins profondes, plus ou moins nombreuses, selon l'épaisseur et l'étendue des coarctations. Ses premières tentatives furent si satisfaisantes qu'elles l'encouragèrent à persévérer dans la voie qu'il s'était tracée, et, peu après, il en présentait déjà les heureux résultats à la Société de médecine pratique, ainsi que le mentionnent les numéros de mai et de septembre 1831 de la *Gazette des hôpitaux* (1) et le compte rendu des travaux de la Société de médecine pratique pendant les années 1831 et 1832, publié en 1834 par le docteur Serrurier. Ces résultats étaient tous appuyés sur des faits à la constatation desquels avaient été appelés les praticiens les plus honorables et les plus dignes de confiance.

« D'après ces dates, et surtout d'après celle de 1831, *il est évident pour nous que c'est* M. GUILLON *qui a attaqué le premier, de dedans en dehors et d'arrière en avant, avec une grande précision, les rétrécissements situés profondément dans l'urètre.*

« Cette nouvelle méthode de traitement fut diversement accueillie; les esprits les plus éminents, les hommes les plus compétents en chirurgie pratique, peu rassurés sur ses avantages par les tentatives, il est vrai imparfaites, exécutées déjà dans cette voie d'un perfectionnement si désirable, se montrèrent d'un scepticisme bien propre à décourager un praticien moins convaincu que ne l'était M. Guillon de l'efficacité de l'opération qu'il proposait. Les plus prudents,

(1) Voici ce qu'on lit dans la *Gazette des hôpitaux* du 21 mai 1831 (procès-verbal de la Société de médecine pratique, séance du 7 avril, présidence de M. le baron Dubois) : « M. Guillon fait voir l'urétrotome dont il avait entretenu la société dans une séance précédente. — Cet instrument, fort ingénieux, consiste en une sonde de laquelle sortent plusieurs lames tranchantes au moyen desquelles on fait *des incisions plus ou moins profondes*, dans l'urètre, suivant l'indication. Il y en a de droits, de courbes et de flexibles. Les lames sont placées sur un côté seulement, ou sur toute la circonférence de l'instrument. » (Dr G.)

n'ayant pas encore l'expérience de l'effet des instruments tranchants sur les profondeurs de l'urètre, se contentèrent de signaler la proposition comme une témérité, dont ils ne voulaient pas encourager l'application pratique par leur approbation. Quelques autres, moins bienveillants encore, allèrent jusqu'à manifester des doutes sur l'exactitude des observations cliniques qui lui servaient de base.

« Parmi les premiers, plusieurs des plus justement célèbres se sont déterminés à voir pratiquer l'opération proposée, à en observer les résultats ; et, depuis, ils sont loyalement revenus de leur prévention. Ils la pratiquent eux-mêmes et en signalent l'efficacité aux nombreux élèves qui fréquentent leurs cliniques. *Elle est aujourd'hui adoptée, dans les hôpitaux comme dans la pratique, par les chirurgiens les plus distingués;* par les uns dans toute sa simplicité native, si je puis m'exprimer ainsi; par quelques autres, après avoir fait subir aux instruments proposés des modifications peu importantes, et qui, surtout, ne touchent en rien à l'idée fondamentale, dont le but était l'incision excentrique et d'arrière en avant.

« Livré exclusivement à la pratique et ne croyant pas devoir prématurément donner à ses travaux une publicité qui dépassât les limites de simples communications aux Sociétés de médecine et de rares insertions dans les recueils périodiques consacrés à la science, et seulement dans la vue bien légitime d'appeler l'attention de ses confrères sur ses procédés, afin de profiter de leurs observations, M. Guillon se contenta, pendant longtemps encore, de les appliquer sur le plus grand nombre possible de malades affectés de rétrécissements fibreux de l'urètre. Ce n'a été que lorsqu'il a eu réuni une grande masse de faits les plus concluants qu'il s'est présenté à l'Académie royale de médecine, pour la prier de vouloir bien nommer dans son sein une commission qui, ayant pour objet de voir les malades qu'il aurait à traiter, avant, pendant et après l'opération, pourrait vous rendre compte de ce qu'elle aurait observé, et par là vous mettre à même de juger de l'importance de ses travaux.

« Vous avez obtempéré, Messieurs, à cette demande d'un praticien connu par son zèle et par son amour pour la science, et la commission a été nommée en janvier 1839. C'est ici le moment de vous expliquer les motifs qui ont empêché jusqu'à ce jour que son rapport vous fût présenté. Le premier, qui vous paraîtra sans doute d'un grand poids, c'est que, pour se rendre compte de l'efficacité des moyens employés contre les rétrécissements urétraux en général, ainsi que de la solidité des guérisons qu'on a obtenues, il faut, comme chacun le sait, un temps très-long ; car ces affections se reproduisent presque toujours plus ou moins promptement, quelquefois plusieurs années après la médication la plus heureuse en apparence. C'est au moins ce que l'expérience prouve chaque jour pour les moyens employés jusqu'à présent. Le deuxième motif, que rien ne pouvait nous faire prévoir, a été la mort de notre regrettable collègue Cullerier, qui avait été nommé rapporteur lors de la formation de la commission.

« Telles sont, Messieurs, les circonstances qui ont empêché jusqu'à ce jour vos commissaires de s'acquitter de la mission que vous leur aviez donnée. Mais ils osent espérer que vous regarderez avec eux, comme une compensation à ce long retard, l'avantage d'avoir pu apprécier avec plus de loisir la méthode de traitement proposée par M. Guillon, et de s'être assurés aussi, d'une manière plus positive et plus concluante, de la guérison des malades qu'il a opérés sous leurs yeux.

« Le traitement adopté par ce médecin ne consiste pas seulement dans les incisions ou *mouchetures profondes* pratiquées sur les points rétrécis du canal de l'urèthre, quoique ce soit, en réalité, l'innovation capitale qu'il présente. Il comprend encore un perfectionnement très-heureux, selon nous, dans la marche à suivre *pour opérer rapidement la dilatation préliminaire de ce conduit*, lorsque, ce qui est le plus ordinaire, il se trouve resserré au point de ne pouvoir admettre l'urétrotome au moyen duquel ces débridements doivent être exécutés. Nous mentionnerons également quelques modifications dans la forme et dans la manière de se servir des instruments explorateurs qui lui servent à reconnaître *avec une extrême précision* le siège, le nombre, l'étendue et la forme des coarctations.

« Il opère la dilatation des rétrécissements les plus graves, ceux qui occasionnent l'ischurie et dans lesquels l'occlusion de l'urètre est telle qu'aucune bougie ordinaire, même la plus fine, ne peut être introduite, en se servant de bougies en baleine, qu'il prépare lui-même, dont la pointe est très-déliée et presque filiforme. C'est avec cet instrument qu'il franchit les obstacles les plus grands. Quelquefois il emploie une autre bougie de même espèce, tout aussi fine, mais dont l'extrémité vésicale se termine par un léger bouton, analogue à celui du plus petit stylet de nos trousses de poche. Enfin une espèce de bougie présente, à huit centimètres de la pointe, un renflement fusiforme, à la suite duquel on en voit parfois un ou deux autres moins éloignés, dont le volume est de plus en plus considérable, à mesure qu'ils se rapprochent de la grosse extrémité de l'instrument, qui sert à obtenir une dilatation plus rapide en poussant successivement, lorsque l'obstacle est dépassé par l'extrémité de la baleine, d'abord le premier renflement, puis le deuxième, et ainsi de suite. Cette dernière bougie offre quelquefois l'avantage d'avancer beaucoup et rapidement la dilatation dans une seule séance, et de dispenser d'introduire l'une après l'autre plusieurs bougies de plus en plus volumineuses.

« Les premières difficultés ainsi vaincues, ce qui a lieu souvent en une ou deux séances, des bougies en gomme élastique, et dont l'extrémité est arrondie en forme d'olive, sont successivement placées, jusqu'à ce que la dilatation soit suffisante pour permettre d'employer l'urétrotome.

« Ce résultat obtenu, d'une manière en général fort prompte, M. Guillon explore le canal. Il se sert, pour ce second temps du traitement, d'un autre instrument en baleine, gradué sur toute sa longueur et se terminant par un renflement en forme de virgule, dont la partie la plus large représente une espèce de crochet mousse. Cette espèce de boule irrégulière est d'abord poussée jusqu'au-devant du rétrécissement dont le degré de profondeur dans l'urètre est estimé par le moyen de la graduation de la bougie ; puis, on lui fait dépasser l'obstacle pour le ramener à soi, afin d'en reconnaître le bord postérieur. D'après les renseignements qu'en tire l'opérateur, *il fait un dessin offrant exactement la forme et l'étendue de la coarctation*, lequel dessin lui fournit le moyen de s'assurer, d'une opération à l'autre, quand il est nécessaire d'en pratiquer plusieurs, des changements qui se sont faits dans le point resserré du canal. Enfin, dans d'autres circonstances, M. Guillon porte dans ce conduit, sur la coarctation, une sonde élastique très-flexible *et très-extensible* enduite avec une couche épaisse de cire à mouler, qui y adhère par le moyen d'un fil de soie contourné en spirale. Cet instrument est introduit sous un petit volume, à l'aide d'un mandrin d'un faible calibre, bientôt remplacé par un autre beaucoup plus fort qui développe la sonde de manière à obtenir, sur la couche de cire molle qui la revêt, une empreinte exacte de la portion malade de l'urètre.

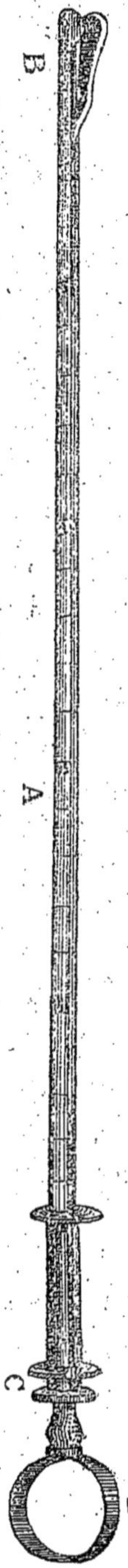

« Presque immédiatement après ces préliminaires indispensables, et tout au plus après deux ou trois jours consacrés à mettre en usage les moyens de calmer une légère irritation locale, on procède à l'opération principale, la section des parties indurées du canal.

« Les incisions sont pratiquées d'arrière en avant, avec un uréthrotome particulier à l'auteur, instrument qui se compose d'une canule droite, en argent *A*, présentant une fissure longitudinale, sur presque toute sa longueur et graduée par millimètres : arrondie et fermée en cul-de-sac, son extrémité *B* offre, sur l'un de ses côtés, deux fentes parallèles qui donnent

B
A
C
D

passage à autant de lames tranchantes en forme de rondaches, d'à peu près cinq lignes de longueur sur une à trois de largeur, mais dont *la saillie est réglée avec précision par un plan incliné, et dont le relief, d'ailleurs, est déterminé par l'opérateur, suivant l'exigence* (1). Cet instrument est facile à manœuvrer. Maintenu et fixé dans le canal par l'index et le médius de la main droite, placés entre deux rondelles situées près de son pavillon, on en fait saillir les lames, en poussant le mandrin qui les supporte avec le pouce de la même main en *D*, dès qu'on a dépassé la coarctation, qui est ensuite incisée d'arrière en avant, en retirant à soi l'instrument, en même temps que la main gauche du chirurgien maintient la verge en direction et à un degré d'extension convenables.

« Cette opération, que vos commissaires ont vu pratiquer un grand nombre de fois, est réitérée à plusieurs reprises dans une même séance, si le cas l'exige, sans qu'on soit obligé de sortir l'urétrotome du canal et en lui imprimant seulement un mouvement de rotation, après avoir fait rentrer les lames qu'on fait saillir ensuite pour inciser un autre point du rétrécissement. *Il suffit ordinairement d'un petit nombre de séances, à quelques jours d'intervalle, pour obtenir la guérison. L'instrument parfaitement conçu, et du*

(1) On remarquera que l'urétrotome, représenté (*demi-grandeur*) sur la figure ci-contre, se termine en *B*, par une sorte d'éperon, établi pour donner plus de relief aux lances tranchantes, lorsque la pression les a fait sortir de la rainure où elles se trouvaient primitivement renfermées. Mais, comme il peut se rencontrer des cas où la saillie de cet éperon deviendrait un obstacle au passage de l'urétrotome à travers un rétrécissement très-étroit, j'ai imaginé de le rendre indépendant de l'instrument proprement dit. Dans un modèle que j'ai fait établir à cet effet, l'extrémité qui supporte le renflement se visse, comme le bout de la sonde de femme de nos trousses, sur le corps de l'urétrotome. Si l'instrument primitif ne peut franchir l'obstacle, on remplace le bout à éperon par l'ajutage dépourvu de cette saillie et de même calibre que le tube de l'urétrotome.

reste employé avec habileté, agit avec une facilité et une précision vraiment remarquables.

« Il ne sera pas inutile de rappeler encore que ces incisions sont toujours exécutées avec une grande promptitude, et que, loin d'occasionner, comme on pourrait le supposer, de vives douleurs aux malades qui les subissent, la plupart ont de la peine à se persuader qu'ils soient déjà opérés, croyant pour la première fois, que l'opération n'a été qu'une nouvelle manœuvre ayant encore pour objet l'exploration du canal, ou de lui donner un degré d'ampleur qui lui aurait manqué pour permettre l'introduction facile de l'urétrotome.

« L'opération ainsi terminée, le résultat en est immédiatement et très-facilement apprécié, en introduisant une bougie de trois lignes et demie de diamètre, qu'on ne sent dès lors plus serrée dans le canal où elle passe avec une extrême facilité, circonstance d'autant plus digne de remarque qu'avant l'action de l'instrument tranchant, les bougies d'une ligne étaient le plus ordinairement pressées par la coarctation, au point qu'on avait des efforts à faire pour les retirer.

« C'est ici, messieurs, le moment d'appeler toute votre attention sur *la promptitude avec laquelle on obtient par cette méthode, et dès la première séance, l'élargissement du canal de l'urètre, affecté de rétrécissements les plus durs et, par conséquent, les plus rebelles. C'est un fait important et nouveau, sur lequel vos commissaires ne sauraient trop insister : car ce résultat est instantané et laisse bien loin derrière lui tout ce qu'on a obtenu des autres modes de traitement employés jusqu'à ce jour.*

« Qui ne sait, en effet, les tâtonnements, les lenteurs

qu'entraîne la dilatation par les sondes et les bougies, et l'impossibilité où l'on se trouve si souvent d'en continuer l'usage, soit par l'excès de sensibilité qu'elles développent dans l'urètre, soit par les inflammations qui se propagent jusqu'aux testicules ; les irritations plus ou moins directement causées à la vessie et jusqu'aux reins, ou bien encore par la réaction nerveuse qui en résulte dans toute l'économie, et qui revêt si fréquemment la forme des fièvres intermittentes, auxquelles la cessation de leur introduction peut seule mettre fin ? Qui ne connaît d'autre part, pour le plus grand nombre des cas, les inconvénients, les dangers et surtout l'insuffisance des caustiques, dont tant de malades ont subi les applications par centaines de fois sans en avoir pu obtenir la guérison, la plupart ayant, bien au contraire, vu leur état s'aggraver de la manière la plus déplorable ?

« La méthode dont nous vous entretenons aujourd'hui, messieurs, ne présente aucun de ces inconvénients. *Elle est aussi sûre qu'elle est prompte dans les résultats.*

« Mais ce résultat si subit, si instantané des incisions urétrales, il faut qu'il soit durable et à l'abri des récidives qu'on observe presque toujours plus ou moins promptement après l'emploi des autres méthodes. M. le docteur Guillon trouve, à cet égard, la garantie que tout médecin prudent et consciencieux doit désirer :

1° Dans la nature même de la dilatation qu'il opère, c'est-à-dire dans les incisions profondes et toujours proportionnées à l'épaississement qu'ont contracté la muqueuse et les tissus ambiants vers les points rétrécis du canal ;

2° Dans les précautions qu'il observe, après l'opération,

pour amener les solutions de continuité qu'il a pratiquées à leur parfaite cicatrisation.

« Ce dernier temps du procédé de l'auteur consiste dans l'introduction de bougies ou sondes pleines, en gomme élastique ou en étain, du plus fort numéro, c'est-à-dire de près d'un centimètre de diamètre. D'un usage indispensable, quelle que soit d'ailleurs la méthode opératoire adoptée, cautérisation ou incision, ce moyen de dilatation est le complément nécessaire de tous les traitements proposés jusqu'à ce jour contre les affections qui nous occupent. Mais M. Guillon *en a modifié l'emploi* de la manière suivante : au lieu de laisser les sondes à demeure dans le canal, ainsi que le font presque tous les autres praticiens, il se contente de les placer, une fois chaque jour, pendant un demi-quart d'heure au moins ou vingt minutes au plus, En effet, l'expérience lui a depuis longtemps appris que la présence du corps dilatant, bien qu'elle soit de peu de durée, suffit toujours, pourvu qu'elle soit renouvelée quotidiennement, pour empêcher la réunion des plaies de l'urètre par première intention, et pour obtenir leur cicatrisation avec écartement et affaissement de leurs bords, en conservant par conséquent au canal le degré d'élargissement produit par l'instrument tranchant, seul moyen d'arriver à une guérison complète et durable.

« Par cette manière de procéder, on a encore l'immense avantage de ne pas exposer les malades aux dangers qu'entraîne presque inévitablement le trop long séjour des corps étrangers dans l'urètre.

« Telle est, messieurs, la méthode de traitement que M. Guillon emploie, *avec un succès soutenu, depuis plus de vingt ans*, contre les rétrécissements fibreux du canal de l'urètre, rétrécissements de la plus fâcheuse espèce et qui ont été presque généralement regardés comme incurables par les praticiens les plus éminents.

« Votre commission vous doit actuellement des renseignements, et autant que possible des preuves irréfragables que les guérisons qu'il a obtenues ont été *durables* et *tout à fait radicales*.

« Elle croit toutefois superflu de vous faire l'historique détaillé de tous les cas d'affections de ce genre dont *le traitement a été fait sous ses yeux, pendant les dix années qui viennent de s'écouler, et sur le résultat desquels elle se déclare* COMPLÉTEMENT ÉDIFIÉE. Elle se bornera donc à vous présenter l'analyse succincte de quelques observations pouvant *servir de type*, se réservant toutefois de vous lire *in extenso* une des plus intéressantes, rédigée par le malade lui-même, homme fort éclairé, doyen et professeur de la faculté de l'une des grandes capitales de l'Europe, *lequel a été guéri par la méthode de M. Guillon, après avoir employé, sans succès, divers autres modes de traitement.*

« Nous terminerons l'exposé des preuves de l'efficacité de cette méthode par la lecture d'un compte rendu rédigé par plusieurs de nos collègues de l'Académie, après avoir assisté aux opérations pratiquées au nommé Liot, dont l'état avait été constaté quelque temps auparavant par M. Velpeau et par plusieurs signataires de cette pièce, immédiatement avant la première opération.

« En résumé, parmi les malades que nous avons observés, *quelques-uns étaient affectés de rétrécissements considérés comme infranchissables; d'autres étaient obligés, chaque fois qu'ils voulaient uriner, d'élargir préalablement le canal au moyen de corps dilatants, ou bien de s'astreindre à porter nuit et jour des bougies ou des sondes dans l'urètre. Chez certains sujets, les coarctations avaient produit une incontinence d'urine habituelle; chez plusieurs, l'urètre s'était rompu en arrière de l'obstacle qui s'opposait à l'émission de l'urine, d'où étaient résultées des fistules urinaires nombreuses, compliquées d'abcès à la prostate ; un, entre autres, par suite d'infiltration urinaire, brusque et abondante, avait eu tout le scrotum et la plus grande partie des téguments de la verge frappés de gangrène. Enfin, nous avons vu plusieurs malades, chez lesquels les rétrécissements entretenaient un état d'impuissance, qui a cessé aussitôt que leur guérison a été obtenue.* »

OBSERVATIONS.

« I. — M. le capitaine Rœps, au service de Hollande, âgé de trente-quatre-ans, était affecté d'une incontinence d'urine depuis une dizaine d'années, lorsqu'il vint réclamer les soins du docteur Guillon, auquel M. le professeur Alquié, membre du Conseil de santé des armées, l'avait adressé, le 26 avril 1835.

« Cette déplorable situation, qui obligeait le malade à se garnir continuellement pour éviter que ses vêtements ne s'imprégnassent d'urine, était la conséquence de trois rétrécissements urétraux, très-durs, qui avaient commencé à se développer en 1821, à la suite d'injections employées intempestivement et en très-grand nombre. *Dix-neuf médecins ou chirurgiens* avaient successivement essayé de faire pénétrer des bougies et des sondes jusque dans la vessie ;

aucun d'eux n'avait pu y parvenir. De nombreuses cautérisations avaient été pratiquées sans résultats satisfaisants. Lorsque M. Guillon vit ce malade pour la première fois, il n'urinait plus que goutte à goutte. Il essaya de franchir les rétrécissements avec une bougie en baleine, à renflements successifs, et dont l'extrémité n'avait presque que le volume d'un cheveu. Après d'assez longues tentatives, il la fit pénétrer jusque dans la vessie. Le lendemain il en introduisit une plus volumineuse, et continua les jours suivants, en augmentant progressivement le numéro des bougies.

« Les coarctations ne se dilatant que très-lentement, parce qu'elles étaient fort dures, et M. Mayor, qui était alors à Paris, ayant annoncé à M. Guillon qu'il élargissait à l'instant les rétrécissements urétraux, quelque durs qu'ils fussent, par les moyens de ses cathéters, M. Rœps consentit à se soumettre au cathétérisme de cet habile chirurgien. Après une demi-heure de tentatives faites avec les cathéters n° 1 et n° 2, notre confrère de Lausanne fut obligé d'avouer qu'il ne pouvait tenir sa promesse et de reconnaître qu'il avait fait une fausse route de huit lignes de profondeur : accidents inflammatoires nécessitant des sangsues, des bains, des cataplasmes, etc. Le traitement ne put être repris avant huit ou dix jours.

« Le canal suffisamment dilaté, pour en permettre l'exploration d'une manière complète, M. Guillon reconnut l'existence de trois rétrécissements fibreux ; le premier de 4 pouces à 5 pouces 1/4 de profondeur ; le deuxième de 5 pouces 1/2 à 5 pouces 3/4, et le troisième s'étendant de 6 pouces à 6 pouces 1/2. Ce dernier était celui qui avait jusque-là résisté à toutes les tentatives d'introduction de bougies dans la vessie. Les trois coarctations n'en formaient alors qu'une de 2 pouces 1/2 de long.

« Par les incisions intra-urétrales pratiquées sur cette partie de l'urètre, suivies de la compression excentrique par des bougies élastiques et des sondes métalliques, la guérison fut obtenue en six semaines. Le malade a été conduit, le 8 juillet 1835, chez votre rapporteur, qui a constaté, par l'introduction d'une bougie de quatre lignes de diamètre, sa parfaite guérison. Cet officier est retourné depuis à Java, où il s'est marié, jouissant d'une excellente santé.

« II. — M. Faré, ancien officier de la garde impériale, affecté de deux rétrécissements fibreux très-anciens, avait été cautérisé un grand nombre de fois sans aucun bon résultat. Ces rétrécissements étaient situés vers le milieu de la portion spongieuse de l'urètre. Le premier avait six lignes de longueur ; le deuxième en avait neuf. Le canal était tellement rétréci dans ces deux points, que le malade ne pouvait uriner qu'après avoir préparé la voie par l'introduction d'une bougie conique.

« Opéré par M. Guillon, en août 1835, le canal fut entretenu dans le degré de dilatation obtenu des incisions par l'introduction quotidienne de bougies volumineuses jusqu'à leur cicatrisation. A la fin du deuxième mois, M. Faré était tout à fait guéri. Cinq ans après, le 19 mai 1840, MM. Roux, Cullerier et Lagneau ont constaté que la guérison de M. Faré était complète et définitive, quoiqu'il n'eût pas introduit des bougies depuis la fin de 1835.

« Le sujet de cette observation étant mort aux Néothermes d'une fièvre cérébrale, le 3 avril 1841, M. le docteur Alquié, son médecin ordinaire, qui procéda à l'autopsie, permit à M. Guillon de prendre l'urètre, qui a été montré le 4 mai à MM. Cullerier, Velpeau, Roux et Lagneau. Cette pièce, qu'il conserve avec soin, ne présente aucune trace de rétrécissements dont il avait été le siège pendant un grand nombre d'années. On remarquait à peine, et seulement avec l'aide d'une loupe assez forte, les cicatrices linéaires résultant des incisions qui avaient été pratiquées.

«III. — M..., officier supérieur du génie, lorsqu'il vint, en juillet 1845, réclamer les soins de M. le docteur Guillon, était affecté, depuis douze ans, de deux rétrécissements fibreux, l'un à 2 pouces de l'orifice de l'urètre, et l'autre à 5 pouces. Il avait déjà subi un très-grand nombre de cautérisations qui, chaque fois, avaient notablement aggravé son état. Des scarifications, ou incisions de la muqueuse seulement, exécutées à plusieurs reprises, n'avaient pas été plus profitables. Obligé, pour conserver la faculté de rendre ses urines, de maintenir en permanence une bougie dans le canal, il la conservait même étant à cheval, pendant plusieurs campagnes qu'il a faites en Algérie.

«Les incisions intra-urétrales profondes pratiquées par M. Guillon l'ont entièrement débarrassé de cette grave maladie; et votre rapporteur, qui a eu, en 1847, occasion de le voir pour une affection de toute autre nature, a constaté, par une exploration attentive, que la guérison s'était parfaitement maintenue.

«IV. — En 1809, étant prisonnier en Angleterre, M. Moret eut une rétention d'urine, pour laquelle il fut soigné par le docteur Dobson, qui lui fit trente et quelques cautérisations d'après la méthode de Hunter; peu après, le canal se rétrécit de nouveau, et il dut recourir à l'emploi des bougies.

« Revenu en France, en 1819, le docteur Beauchêne fit continuer la dilatation.

« En 1820, un abcès s'étant formé au périnée, il fut ouvert à l'hospice de perfectionnement, par Antoine Dubois. Une fistule urinaire en fut la suite.

« En 1822, Nauche et un autre de nos confrères reconnurent l'existence de trois rétrécissements, l'un à peu de distance du méat urinaire, un second à deux pouces, et le troisième à cinq. — Formation de plusieurs nouveaux dépôts urineux, dont l'un s'ouvre spontanément dans le rectum. On pratique plusieurs cautérisations d'après le procédé de Ducamp, sans aucun succès. Un autre abcès s'ouvre à la partie antérieure des bourses ; le malade est toujours forcé de continuer l'usage des sondes à demeure (1).

« En 1835 Moret fait demander M. Guillon qui, tout d'abord, fait cesser l'emploi des sondes qu'il continuait sans interruption depuis douze ans. Ce médecin reconnut à la première exploration, qu'il avait affaire à trois rétrécissements fibreux ; il existait aussi trois fistules urinaires, l'une au-devant des bourses, une autre au périnée, et la troisième s'ouvrant à l'anus.

« Des *mouchetures profondes* (2) furent pratiquées dans les

(1) M. Civiale parle de ce malade dans ses *Nouvelles considérations sur les rétentions d'urine*, p. 60 (1823), — et dans son livre *De la lithotritie*, p. 247, publié en 1827. (Dr G.)

(2) On désigne souvent de la sorte des incisions intra-urétrales au moyen desquelles on divise tout le tissu induré qui forme le rétrécissement fibreux.

J'ai donné le nom de *mouchetures simples*, aux incisions qui n'intéressent que la membrane muqueuse, et ont pour but un dégorgement local. (Dr G.)

coarctations, qui furent dilatées ensuite avec de fortes bougies. La guérison ne se fit pas attendre plus de deux mois. La fistule du scrotum et celle de l'anus se sont fermées avant la fin du premier mois du traitement; celle du périnée seulement vers le milieu du troisième.

« La commission a vu plusieurs fois, depuis, M. Moret, qui lui a été représenté par M. Guillon, en 1839 et 1840. La guérison a été reconnue complète et solide.

« Peu de temps avant la mort de Moret, qui a succombé à une métastase rhumatismale, M. Lisfranc et votre rapporteur, qui avaient été appelés en consultation auprès de lui, le 21 janvier 1842, ont constaté que son urètre était parfaitement libre et que des bougies de quatre lignes, environ un centimètre de diamètre, y pénétraient avec la plus grande facilité.

« V. — M. Desroches, âgé de soixante-neuf ans, urinait difficilement depuis quarante ans. Trois rétrécissements urétraux occasionnaient sa dysurie et avaient déterminé quinze fistules urinaires, situées tant au scrotum qu'au périnée, quoiqu'il eût été cautérisé une centaine de fois, soit avec le nitrate d'argent, soit avec la potasse caustique, depuis une vingtaine d'années.

« M. le docteur Guillon, après avoir reconnu la nature fibreuse de ses coarctations, les attaqua le 22 juin 1841 par les incisions intra-urétrales, aidées subséquemment par la dilatation. Au bout de vingt-six jours, et après deux opérations seulement, M. Desroches était complètement débarrassé : 1° d'un abcès volumineux de la prostate, qui s'est ouvert dans l'urètre ; 2° de ses quinze fistules.

« Les trois rétrécissements, qui n'en formaient presque

plus qu'un, s'étendaient de trois pouces un quart à cinq pouces un quart : ils étaient tellement durs, qu'en les divisant, l'instrument faisait entendre un bruit semblable à celui que produit la section d'un cartilage.

« M. Desroches a été vu depuis par votre rapporteur ; il jouissait de la santé la plus parfaite, et des lettres, qu'il a écrites, encore plus tard, en 1846, tout en confirmant ce fait, attestent qu'il avait même conservé des goûts d'un autre âge que le sien.

« VI. — M. Lemelle, âgé de soixante-huit ans, avait eu dans sa jeunesse plusieurs blennorrhagies. A quarante ans, le jet de ses urines commença à diminuer de volume ; à cinquante-quatre ans, la vessie ne se vidait plus qu'à moitié et il était obligé d'uriner souvent. A cinquante-sept, il urinait involontairement et ne pouvait presque jamais satisfaire ce besoin, lorsqu'il le désirait. Pendant le jour, ses vêtements étaient continuellement imprégnés d'urine : la nuit, son lit était inondé. Pour obvier autant que possible à cette dégoûtante incommodité, il fixait autour du pénis une éponge renfermée dans un sac de taffetas gommé, soutenu par un large suspensoir.

« Le 16 novembre 1834, après un copieux repas arrosé de champagne : impossibilité d'uriner ; rupture de l'urètre ; tumeur au périnée du volume d'un petit œuf de poule. — Le docteur Guillon étant appelé, il introduisit une bougie en baleine, à renflements successifs et à extrémité filiforme. Le malade se refuse à ce qu'on lui place une petite sonde à demeure dans le canal. Pendant la nuit, par suite des efforts qu'il fait pour uriner, l'urine pénètre plus abondamment dans le tissu cellulaire du scrotum, qui, tout à coup acquiert le volume de la tête d'un enfant à terme. M. le professeur Roux est appelé en consultation ; mais, malgré les incisions profondes qui sont pratiquées, la tumeur se sphacèle, ainsi qu'une portion de la peau de la verge. A la chute des parties gangrenées,il reste une vaste plaie, au milieu de laquelle on voit les deux testicules à leurs cordons suspendus et complètement dépouillés. La crevasse de l'urètre amène l'urine au dehors par trois points différents : au-dessus du pénis, au-dessous et à droite, et au centre de la plaie.

« Le 22 novembre, le malade ayant beaucoup perdu de son obésité, M. Guillon attire, au moyen de longues bandelettes agglutinatives, la peau du ventre et des fesses, progressivement de manière à former un scrotum nouveau. Pour recouvrir la portion de la verge qui était dénudée, l'opérateur divise le prépuce dans toute sa longueur, du côté gauche, et, au moyen d'autres bandelettes de diachylon, il complète la restauration de ces organes.

La large perte de substance de l'urètre, d'où s'échappait l'urine qui entretenait les trois fistules décrites plus haut, s'étant beaucoup rétrécie, M. Guillon explora le canal pour reconnaître les rétrécissements, causes de tous ces désordres. Ils étaient au nombre de quatre : un au méat urinaire ; le deuxième, à un pouce de profondeur, avait six lignes de long ; le troisième s'étendait de deux pouces et demi à trois pouces un quart ; le quatrième commençait à trois pouces et demi et finissait à quatre pouces et demi. C'était derrière le premier obstacle, à partir de la vessie, que se trouvait la perforation de l'urètre; elle avait six lignes de longueur et comprenait la paroi inférieure et le côté droit de ce conduit.

« Les rétrécissements étant de nature fibreuse, M. Guillon pratiqua les incisions intra-urétrales, et comme, dans la suite du traitement, l'orifice interne des fistules ne se fermait qu'avec lenteur, ce qui tenait à l'étendue de la perte de substance de l'urètre, il cautérisa cet orifice avec le nitrate acide de mercure, en se servant d'un porte-caustique particulier. Enfin, après six mois et demi de séjour à Paris, M. Lemelle est retourné chez lui, à Rouen, étant parfaitement guéri. Il est mort dix ans après, presque octogénaire, sans avoir éprouvé, depuis son opération, aucun retentissement de son ancienne affection des voies urinaires.

« VII. — M. Richard, marchand de vin, avait depuis trois jours une rétention d'urine. Les tentatives faites pour faire pénétrer des sondes et des bougies dans la vessie ayant été infructueuses, M. Guillon fut appelé le 5 août 1839. Dilatation à l'aide de bougies en baleine. Exploration du canal. Un rétrécissement d'un pouce de longueur est reconnu à la fin de la portion spongieuse. — Incisions intra-urétrales et dilatation consécutive, qui font promptement disparaître le rétrécissement.

« Ce fait a présenté cette particularité digne de remarque, c'est que la vessie avait été tellement distendue, qu'une certaine quantité d'urine s'était infiltrée dans le tissu cellulaire du bassin, et qu'un abcès s'en est suivi, lequel s'est ouvert spontanément dans la vessie. En effet, pendant un mois, les urines étaient mélangées de beaucoup de pus, dont la quantité a ensuite diminué d'une manière progressive jusqu'à la guérison, qui était complète au bout de quatre mois. Le malade, qui se porte parfaitement depuis dix ans, et urine facilement et à plein canal, n'avait jamais éprouvé, pendant le pyurie dont il vient d'être parlé, qu'une douleur profonde, de la gêne dans la région du sacrum, ce qui a dû éloigner toute idée que le pus provînt des reins.

« VIII. — M. St***, Hollandais, âgé de trente-quatre ans, était affecté depuis dix ans de deux rétrécissements urétraux fibreux, qui avaient été jugés incurables par les célébrités chirurgicales de son pays. Il vint à Paris, en septembre 1846, pour y recevoir les soins de M. Guillon. Les coarctations étaient si prononcées, qu'une bougie en baleine des plus minces ne put être introduite dans la vessie qu'avec une très-grande difficulté, ce que votre rapporteur peut attester, car il était présent au moment de l'opération. Ce malade n'urinait que goutte à goutte, et le sperme, pendant l'éjaculation, pénétrait dans la vessie, d'où il était plus tard entraîné avec les urines. Dans l'espace de six semaines, il a été complètement rétabli, par le moyen des incisions intra-urétrales, exécutées à 5 pouces 1/2 de profondeur.

« Ce malade, qui éprouvait un grand chagrin de ne pas avoir d'enfants, bien qu'il fût marié depuis huit ans à une femme parfaitement constituée, et qui en désirait autant que lui, *était devenu père* dix mois après son retour à la Haye. Depuis cette époque, il a continué à uriner à plein canal, et il a eu un second enfant.

« Votre rapporteur connaît plusieurs autres exemples d'impuissance promptement guéris par la méthode opératoire de M. Guillon, et par le seul fait de la destruction des obstacles matériels que des strictures opposaient à l'émission normale du fluide spermatique.

« IX. — (Observation rédigée par le malade lui-même.)

« Après trois blennorrhagies, dont la dernière a duré quinze mois, et a laissé après elle un suintement visqueux, je me suis aperçu, vers l'année 1823, que le jet d'urine commençait à devenir plus mince, tordu et quelquefois bifurqué ; l'émission était difficile et la vessie ne se vidait pas complètement. De là résultaient des envies d'uriner fréquentes et des sensations douloureuses au-dessus du pubis. Les urines étaient tantôt claires, tantôt troubles, et donnaient un dépôt glaireux. Les choses allèrent en empirant jusqu'à 1829, époque à laquelle j'ai entrepris un premier traitement du rétrécissement de l'urètre, ce dernier ne laissant passer qu'une bougie d'une ligne de diamètre. J'eus recours à l'application des cordes à boyaux et des bougies élastiques (1); au bout de deux mois de traitement, j'urinais librement, mais le calibre du jet de l'urine n'avait pas atteint l'ampleur naturelle, et, trois mois plus tard, la même difficulté d'uriner se fit sentir de nouveau. Peu à peu, je me suis habitué cependant à cet état de choses. Connaissant, par les travaux qui existaient alors sur les maladies des voies urinaires, l'incertitude des moyens employés contre l'affection dont je souffrais, je me suis résigné à supporter ma maladie qui, selon les recherches scientifiques du célèbre Sœmmering, était mise au nombre de celles qui, dans l'âge avancé, deviennent incurables

(1) Le plus grand élargissement, auquel je suis parvenu successivement, était le résultat de l'introduction des bougies élastiques de deux lignes un quart de diamètre, introduction qui a été continuée tous les deux jours pendant trois mois.

et mortelles : avenir bien triste, mais inévitable. Je me contentai de recourir de temps à autre à l'introduction, soit des bougies de cire molle, soit des sondes de Mayor, et de prévenir ainsi une rétention d'urine, qui cependant n'a pas manqué de me surprendre plusieurs fois, dans le cours de ces vingt années de mes souffrances. Le mal, persistant toujours, devait, vers le commencement de l'année 1839, amener des suites bien plus fâcheuses encore pour moi. Après une journée de fatigues et un froid rigoureux, à la fin de janvier, je sentis une gêne d'abord, et puis de la douleur au testicule gauche, s'irradiant le long du cordon spermatique. Pour être bref, je dirai qu'une orchite des plus violentes s'était développée au bout de deux jours, laquelle a nécessité l'emploi de l'appareil antiphlogistique dans toute son extension. Après trois semaines de traitement, je fus quitte pour cette fois de cette nouvelle maladie, mais pas pour longtemps. Trois mois plus tard, je devais avoir encore une rechute, et depuis, ces récidives me sont devenues habituelles, de sorte que, jusqu'à l'heure où j'écris, j'en ai eu plus de trente. On conçoit bien que ces attaques réitérées devaient, à la longue, produire une influence pernicieuse sur la structure organique des testicules. En effet, les veines des deux épididymes sont devenues variqueuses, il y a une exsudation plastique qui les colle en un paquet ; il s'est formé un épanchement dans la tunique vaginale du testicule gauche d'abord, et ensuite dans celle du droit; à tout cela venait se joindre une inflammation aiguë intercurrente, qu'un mouvement tant soit peu prolongé, le moindre effort, un cahotement de voiture, une émotion morale même, étaient suffisants pour provoquer. A chaque nouvelle attaque, je sentais l'émission de l'urine devenir plus difficile ; je devais uriner souvent, toutes les demi-heures, quelquefois toutes les dix minutes même.

« En octobre 1843, j'ai eu une des plus violentes attaques d'orchite sur le testicule droit, qui était le siège d'une hydrocèle depuis un an, de sorte que la vaginale était enflammée en même temps ; la pression exercée sur le testicule et le cordon spermatique, à son passage à travers l'ouverture de l'abdomen, provoquait et entretenait pendant huit jours des souffrances cruelles et qui ne se sont calmées qu'après l'incision de la paroi antérieure de la tunique vaginale. La supuration une fois établie dans cette cavité, les symptômes inflammatoires se sont dissipés au bout de quinze jours. Mais, pendant que l'état du testicule droit s'améliorait, le testicule gauche commençait à devenir gros, sensible et douloureux. L'épanchement aqueux, qui existait ici avant celui du côté droit, et qui s'était résorbé pendant l'affection de ce dernier, a reparu de nouveau. J'ai dû garder le lit pendant dix semaines et subir un traitement qui a notablement épuisé mes forces. Telle était ma position, lorsque je me suis décidé à abandonner mes occupations et à venir faire un traitement dans les pays étrangers.

« Jusqu'à cette époque, j'ai mis en usage tous les remèdes qui m'étaient conseillés par mes confrères ; les mercuriaux, tant intérieurement qu'en frictions, les préparations iodurées, les cataplasmes émollients et narcotiques, les bains, la décoction de salsepareille et de Zittmann, avec ou sans mercure, et en dernier lieu le traitement à l'eau froide, d'après la méthode de Priesnitz.

« De tous ces moyens, c'est l'eau froide qui m'a fait le plus de bien, en ce que ma constitution, jadis forte et vigoureuse, maintenant devenue chétive, a été pour ainsi dire refaite ; je me sentais plus de force, plus de vie ; les attaques inflammatoires des testicules, dans le courant de cinq mois, n'ont eu lieu que deux fois ; elles étaient beaucoup plus faibles, ne duraient tout au plus que trois ou quatre jours, et cédaient à l'application des fomentations froides et à la transpiration dans une couverture de laine, moyen auquel j'ai recours,même jusqu'à présent,toutes les fois que je sens une sensibilité se développer dans ces organes. Néanmoins je me trouvais dans le même état pathologique, c'est-à-dire toujours sujet à des rechutes de cette orchite intercurrente, dont le point de départ était une irritation continuelle de l'urètre, entretenue par la présence, tant du rétrécissement même, que par le passage de l'urine à travers ce canal rétréci. Convaincu de la réalité de ce fait, tant par ma propre expérience que par les avis de mes confrères, et de la nécessité de détruire ces obstacles pour parvenir à la guérison des suites secondaires du rétrécissement, j'ai essayé cependant, mais en vain, comme je l'ai remarqué plus haut, l'usage des moyens dilatants; mais le séjour tant soit peu prolongé des bougies dans l'urètre devint encore une fois la cause d'une irritation des testicules. Je n'ai pas employé la cautérisation, m'étant convaincu de son peu d'efficacité et des dangers qui résultaient de ce moyen, sur des malades que j'avais traités d'après la méthode de Ducamp.

« Je me suis décidé à aller chercher mon salut au foyer des umières médicales, à Paris. Un de mes anciens maîtres en chirurgie, M. Lisfranc, auquel je me suis adressé, et qui m'a toujours conservé son affectueuse amitié, a bien voulu prendre un vif intérêt à ma position. Après avoir pris connaissance du récit que je viens de faire plus haut, il m'a conseillé de m'adresser à M. le docteur Guillon, dont la méthode de traitement des rétrécissements urétraux était, d'après son avis, la plus rationnelle, et comptait le plus de succès, parmi toutes celles employées jusqu'alors.

« A la consultation de MM. Lisfranc et Guillon, qui a eu lieu le 14 mars dernier, une bougie en cire molle d'une ligne de diamètre n'a pu être introduite dans le rétrécissement, et la pointe a rapporté deux empreintes circulaires très-prononcées. Pour pouvoir explorer exactement la longueur et la nature de la stricture, il fallut la dilater pendant plusieurs jours par des bougies successivement plus volumineuses. Le 24 mars, M. Guillon, à la première exploration, a reconnu trois rétrécissements fibreux qui s'étaient réunis pour n'en former qu'un, à la distance de 11 centimètres de l'ouverture de l'urètre, et s'étendant jusqu'à 16 centimètres, par conséquent de la longueur de 5 centimètres. Il y pratiqua des incisions longitudinales à l'aide de son instrument. Cette petite opération, peu douloureuse, suivie d'un léger écoulement sanguin, a fait disparaître presque instantanément une sensibilité dont j'étais affecté alors au testicule droit. Deux jours plus tard, je pouvais déjà introduire une bougie élastique de 3 lignes de diamètre; je continuai de le faire jusqu'au 11 avril. Une nouvelle exploration de ce jour a constaté que les coarctations étaient diminuées en longueur et en épaisseur presque de la moitié. Nouvelle incision du rétrécissement et du veru-montanum, qui était sensible, et dont l'attouchement était douloureux ; introduction d'une bougie de trois lignes et demie de diamètre. Le 3 mai, il ne reste du rétrécissement que la partie la plus profondément située vers la portion membraneuse de l'urètre, de l'étendue d'un centimètre, et en haut seulement : le reste de la muqueuse dans tout son trajet est libre, ce que je sens à l'introduction de l'explorateur. Pour passer une bougie plus volumineuse d'un centimètre de diamètre, il a fallu inciser une coarctation qui, outre celle dont j'ai fait mention, existait aux deux orifices de la fosse naviculaire. C'est ce que fit M. Guillon, et, grâce à ce débridement, je fus en état, le lendemain, d'introduire une bougie d'un centimètre de diamètre; je continue de m'en servir, d'après l'avis de mon médecin, tous les deux jours. J'urine maintenant d'un jet gros et, par conséquent, sans aucune gêne; je n'éprouve aucune irritation ni aucune des douleurs que j'avais avant ce traitement, à l'urètre; je ne lâche mon urine que trois ou quatre fois par jour, et ne suis pas obligé d'uriner la nuit. En général, je me sens un bien-être qui m'était inconnu depuis bien des années,et tout me fait croire que, l'urètre revenu une fois à l'état normal, l'affection secondaire des testicules peut être attaquée par des moyens appropriés, avec plus de chance de succès qu'elle ne l'a été jusqu'à présent.

« Je crois de mon devoir, dans l'intérêt de l'humanité et de la science, de constater ce fait qui m'est relatif, dans tous ses détails, comme je viens de le faire, et d'autoriser M. le docteur Guillon d'en faire l'usage qu'il jugera convenable, pour répandre autant que possible une méthode aussi certainement bonne et utile.

« Docteur ***,

« Professeur et doyen de la faculté de médecine de ***.

« Paris, 12 mai 1845. »

« *P.-S.* — En cas que M. Guillon juge nécessaire de publier cette observation, je le prie d'avoir égard à ma position sociale et de ne désigner ni mon nom ni le lieu de mon séjour.

« *Remarque.* — D'après le désir exprimé par les membres de la commission d'Argenteuil, qui m'ont fait l'honneur de venir me voir, MM. Amussat, Civiale, Jobert, Lagneau, Ségalas et Villeneuve, président, j'ai rédigé cette observation, et j'ai prié M. Lisfranc de constater l'état dans lequel je me trouve actuellement.

« Le 11 mai, mon célèbre maître a reconnu que les rétrécissements ont complètement disparu, qu'une bougie en argent de 4 lignes (9 millimètres) de diamètre traverse avec une très-grande facilité les parties du canal qui étaient rétrécies, qu'elle n'y éprouve pas la moindre constriction, et qu'on la retire de l'urètre tout aussi facilement.

« Aujourd'hui, 12 mai, M. Bérard, secrétaire de la commission d'Argenteuil, a constaté que mon urètre est complètement libre, et qu'une bougie élastique d'un centimètre de diamètre pénètre très-facilement. Comme elle n'était nullement serrée, il l'a retirée avec une grande facilité.

« Docteur ***. »

« D'après le désir qu'en ont manifesté MM. les membres de la commission de l'Académie royale de médecine, je certifie qu'avant le traitement mis en usage par M. Guillon, j'ai examiné l'urèthre de M.*** avec beaucoup d'attention, et quej'ai constaté tous les faits avancés dans l'observation qu'on vient de lire. J'affirme encore que j'ai vu notre savant confrère après sa guérison, et que je me suis assuré qu'elle est complète.

« LISFRANC.

« Paris, le 16 mai 1845. »

« Une lettre jointe à cette observation prouve que, deux ans après, M. *** jouissait toujours d'une santé parfaite. — M. Guillon n'a pas reçu de ses nouvelles depuis cette époque.

« X. — A la suite de deux blennorrhagies qu'il avait eues en 1836 et 1841, un artisan, habitant une ville de la Vendée, âgé de trente-cinq ans, nommé Liot, éprouva plusieurs fois des rétentions d'urine. La dernière fut tellement grave, qu'il se décida à venir à Paris, réclamer les secours de l'art, et il entra à l'hôpital de la Charité le 1er septembre 1846.

« Liot portait alors deux rétrécissements fibreux urétraux : l'un, de l'espèce la plus ordinaire, était situé dans la portion membraneuse ; l'autre rétrécissement occupait la partie moyenne de la portion spongieuse de l'urètre, et la substance de ce canal avait acquis une si grande dureté à l'endroit rétréci, qu'à n'en juger que par l'apparence, on aurait pu la croire de nature cartilagineuse. Telle fut, en effet, l'opinion que s'en forma M. V... Ce point rétréci de l'urètre présentait d'ailleurs extérieurement une saillie circulaire facilement appréciable, non-seulement au toucher, mais à la vue.

« M. V..., qui traita ce malade, s'appliqua d'abord à faire pénétrer, dans la coarctation urétrale, des bougies élastiques et des bougies en métal. Mais, n'ayant pu y réussir, il essaya, à deux reprises, de franchir l'obstacle avec des sondes à dard. Ces tentatives échouèrent également.

« Ce fut alors qu'en désespoir de cause, ce savant chirurgien proposa à Liot de pratiquer l'opération de la boutonnière, c'est-à-dire d'inciser l'urètre avec un bistouri, et d'enlever une portion de l'anneau saillant qui s'opposait à la sortie de l'urine. Effrayé de ce nouveau projet, le malade y refusa son consentement; de sorte qu'après avoir séjourné à l'hôpital de la Charité pendant quatorze jours, il se confia librement aux soins du docteur Guillon, mais au su et avec l'assentiment de M. V... Afin de l'observer de plus près, M. Guillon reçut Liot dans sa maison.

« Ce médecin employa dès le premier jour sa méthode de dilatation rapide de l'urètre au moyen de bougies en baleine ayant des renflements successifs et une extrémité filiforme, bougies très-simples que lui-même prend soin de confectionner. Aussitôt qu'il eut obtenu un premier élargissement et un passage suffisant, il explora le canal, dans lequel il constata les deux rétrécissements déjà mentionnés, et il en fit le dessin figuratif.

« Liot avait quitté l'hôpital le 14 septembre, et, le 2 octobre suivant, M. Guillon invita plusieurs membres de l'Académie royale de médecine à vouloir bien se réunir chez lui, afin d'assister à l'application de son traitement curatif du rétrécissement fibreux de l'urètre, alors que ce rétrécissement est parvenu à un degré extrême ; afin surtout d'apprécier les premiers résultats de ce traitement et d'en suivre ultérieurement les progrès. En conséquence, et ainsi que l'avait désiré ce médecin, MM. Bourdon, Castel, Lagneau, Moreau, Nacquart, Renauldin et Roche assistèrent à son opération, encore trop peu connue de ceux qui pourraient la pratiquer, et dans l'intention de lui rendre justice. MM. Cornac, Gérardin, Patissier, Rochoux, Roux et Velpeau devaient assister aussi à cette opération ; ils y étaient convoqués. Il est regrettable que leurs occupations ne leur aient pas permis de se réunir, chez M. Guillon, à leurs collègues.

« Après avoir donné à ces messieurs les détails relatifs au malade Liot, qui était présent, et leur avoir montré ses instruments, ainsi que le dessin représentant le double rétrécissement urétral, M. Guillon introduisit dans l'urètre une bougie d'une ligne un quart de diamètre, et fit constater par les assistants : 1o Qu'un anneau volumineux, formé par le premier rétrécissement fibreux, était situé vers le milieu de la portion spongieuse de l'urètre; 2o Que la bougie était tellement serrée dans sa coarctation, qu'il y avait impossibilité de la faire pénétrer plus avant; 3o qu'on éprouvait pour retirer ce corps dilatant la même difficulté qu'on avait eue à l'introduire.

« Enfin, après avoir retiré cette bougie, M. Guillon fit pénétrer dans le canal, au centre de la coarctation même, un urétrotome de son invention. C'est une espèce d'algalie d'argent, droite, vers l'extrémité de laquelle on fait sortir deux ou trois petites lames qui ont pour régulateur un curseur apparent n'obéissant qu'à la volonté du chirurgien.

Cet instrument servit à inciser, d'arrière en avant et de dedans en dehors, aux points opposés de son pourtour, le tissu induré qui formait ce rétrécissement.

« L'opération étant ainsi terminée, M. Guillon introduisit dans l'urètre une bougie de trois lignes un quart, et cette introduction se fit avec une telle facilité, que les assistants en témoignèrent leur étonnement.

« Le 13 octobre, c'est-à-dire onze jours après l'opération, M. Guillon conduisit le malade à l'Académie, où il fut soumis à l'examen de MM. Castel, Lagneau, Mêlier, Moreau, Roche, qui constatèrent que la proéminence du point rétréci avait beaucoup diminué, bien qu'il restât encore, sur le côté gauche de l'urètre, une légère saillie, une sorte de monticule manifeste à la vue et surtout au toucher. Ce dernier vestige du mal devait sa persistance à ce que ce point de la coarctation n'avait pas été aussi profondément divisé que les autres parties.

« Le 8 décembre, M. Guillon présenta de nouveau Liot à l'Académie, et il fut constaté : 1o Qu'il ne restait plus de trace des rétrécissements dont il était affecté quand il se confia aux soins de M. Guillon ; 2o Que l'anneau d'une dureté cartilagineuse, celui qui occupait la partie moyenne de la portion spongieuse de l'urètre, avait complètement disparu ; 3o Que des bougies de trois lignes et demie et de trois lignes trois quarts de diamètre pénétraient dans l'urètre et jusque dans la vessie, avec une très-grande facilité. MM. Baffos, Bourdon, Capuron, Castel, Lagneau, Moreau, Nacquart, Renauldin et Roche ont vérifié les faits.

« Complètement guéri par le procédé opératoire de M. Guillon, le sieur Liot a quitté Paris le 12 mars 1846 pour retourner dans son pays, d'où il a déjà donné des nouvelles qui font présager la solidité de sa guérison.

« Paris, le 13 janvier 1847.

« Ont signé le présent compte rendu six des membres de l'Académie qui s'y trouvent nominativement désignés comme ayant assisté à l'opération du 2 novembre 1846.

« *Signé* : BOURDON, ROCHE, RENAULDIN,
LAGNEAU, CASTEL, MOREAU.

« Une lettre, que Liot a écrite le 30 septembre 1849 et qui est jointe à cet exposé, prouve que la guérison de cet homme est complète. « Il introduit », dit-il, et « avec la « plus grande facilité, des bougies aussi volumineuses que « celles dont il se servait avant de quitter Paris, » c'est-à-dire d'environ un centimètre de diamètre (1).

« Avant de terminer, nous croyons devoir, messieurs, vous exposer en peu de mots les motifs qui nous ont déterminés

(1) J'ai présenté, à l'Académie des sciences et à l'Académie de médecine, MM. Moret, Desroches et Lemelle.

A l'Académie des sciences, leur guérison complète a été constatée par MM. Breschet, Duméril, Larrey et Roux. — La présentation de M. Lemelle à ce corps savant produisit une certaine sensation. Dès que l'illustre secrétaire perpétuel, M. Arago, eut fait l'énumération des différents états maladifs qui s'étaient développés chez ce sujet, un académicien, M. B....., frappé de leur gravité et de leur nombre, fit observer qu'il n'était pas nécessaire de faire passer un extrait mortuaire par l'Académie pour constater que le malade était réellement mort. — « Permettez », répondit M. Arago (en montrant M. Lemelle que j'avais placé assez près de lui), « il ne s'agit « pas d'un mort, mais d'un vivant que voilà. »

A cette époque, les sujets qu'on présentait à l'Académie étaient admis dans la salle des séances.

Le traitement de M. Desroches a été suivi par M. le docteur Dubreuil, qui m'avait fait appeler par ce malade, et par MM. Em. Rousseau et Serrurier, désignés à cet effet par la Société de médecine pratique.

Ce sont MM. Moret, Desroches et Lemelle que M. Civiale a voulu désigner lorsque, dans le mémoire qu'il a publié quelques jours après m'avoir été donné pour juge en 1844, il a dit « que les faits présentés par moi aux « académies n'ont aucune valeur réelle. »

La lecture des trois observations précédentes a dû faire apprécier la valeur des affirmations de M. Civiale.

à faire figurer dans ce rapport quelques cas de guérisons obtenues par M. Guillon, antérieurement à la nomination de la commission de 1839.

« Le premier est que la commission elle-même avait invité ce chirurgien à lui présenter même les faits remontant à des époques éloignées, en y joignant, autant que possible, les pièces à l'appui.

« Le second est que ces faits se rapportent à la question de priorité que votre commission ne pouvait se dispenser d'examiner, en même temps qu'ils avaient encore pour objet de contribuer à édifier l'Académie sur la question des récidives, si importante lorsqu'il s'agit de porter un jugement sur un nouveau mode de traitement.

« Nous espérons, messieurs, que les détails dans lesquels votre commission est entrée suffiront pour apprécier l'importance de la méthode que M. Guillon a introduite dans la pratique; méthode qui a subi toutes les vicissitudes réservées aux innovations, même les plus utiles. Cependant, comme ils ne suffiront peut-être pas pour mettre à même les autres praticiens d'employer ce mode de traitement avec tous les avantages que nous avons vu son auteur en obtenir, nous croyons devoir exprimer ici le désir que notre confrère publie prochainement l'ouvrage qu'il prépare depuis longtemps sur cet intéressant sujet, et qui offrira les résultats d'une expérience de plus de vingt années, d'une pratique tout à la fois heureuse et consciencieuse : *heureuse, car il n'est pas arrivé à notre connaissance que ce praticien ait perdu un seul malade, des suites de ses incisions intra-urétrales; ce que nous sommes loin de pouvoir dire de plusieurs autres méthodes...*

« Un de nos savants compatriotes a reçu naguère, de la plupart des académies d'Europe et de l'Institut de France, ainsi que de plusieurs souverains étrangers, des félicitations et toutes sortes de témoignages de satisfaction, pour avoir découvert une étoile qui, jusqu'à ces derniers temps, était restée inaperçue. Nous aussi, nous avons pris part à la satisfaction, je dirai presque à l'admiration générale; *mais si, comme l'a dit un des plus grands génies dont s'honore la France* (Voltaire) « la découverte d'une plante utile à l'humanité est beaucoup plus importante que la découverte d'un astre nouveau, » M. Guillon, auteur d'une méthode nouvelle, au moyen de laquelle *on guérit aujourd'hui complètement et radicalement une maladie aussi grave qu'elle est fréquente, et qui, avant lui, était tout à fait incurable,* doit être encouragé à persévérer dans ses travaux.

« Nous concluons, en conséquence, à ce que l'Académie adresse des remercîments à M. le docteur Guillon, pour le progrès qu'il tend, avec tant de zèle, à faire faire à la thérapeutique chirurgicale, en ajoutant aux moyens déjà en usage sa manière de guérir *les rétrécissements urétraux de nature fibreuse.*

« Nous croyons aussi, messieurs, devoir vous proposer, aujourd'hui qu'une Commission nouvelle est saisie de l'appréciation des travaux qui vous ont été adressés pour le concours au prix du marquis d'Argenteuil, de lui renvoyer ce rapport, comme un document ayant directement trait à l'importante question qu'elle est appelée à juger. » (*Adopté.*)

Je dois le rappeler de nouveau, ce rapport n'a été inséré dans le *Bulletin officiel de l'Académie de médecine* que six mois après son adoption, par suite de la décision spéciale qui fut prise à cet effet, décision qui doit être considérée comme une nouvelle sanction donnée à ce remarquable et consciencieux travail. Comme le mot *adopté*, imprimé en lettres italiques à la page 628 de ce journal, est peu significatif, je crois devoir emprunter ce qui suit au compte rendu de la séance, dans laquelle la double adoption *de ce rapport* et *des conclusions* a été prononcée. C'est le moyen d'éclairer la religion de MM. les Académiciens, qui conserveraient encore des doutes au sujet de cette double adoption.

Or, voici ce qu'on lit dans le *Bulletin de l'Académie de médecine*, tome X, page 11.

« *Rapport de M.* LAGNEAU *(au nom d'une Commission composée de MM. Roux, Cullerier, Sanson, Velpeau et lui) sur la méthode de traitement proposée par M. le docteur* GUILLON, *pour la guérison des rétrécissements fibreux de l'urètre.*

« M. Lagneau explique les diverses causes du retard éprouvé par ce rapport sur cette méthode, qui a été soumise à l'Académie en 1839. Il rend compte des heureux résultats, constatés par la Commission, des procédés opératoires appliqués par M. le docteur Guillon aux rétrécissements calleux de l'urètre regardés jusqu'ici comme incurables.

« Le rapporteur conclut à ce que des remercîments soient adressés à l'auteur, POUR LES PROGRÈS QU'IL A FAIT FAIRE A CE POINT DE PRATIQUE, et à ce que son rapport soit envoyé comme document à la Commission du prix d'Argenteuil.

« MM. CASTEL et MOREAU demandent la publication du mémoire original de M. Guillon.

« M. le président répond que cette proposition doit être

ajournée à l'époque du rapport de la Commission d'Argenteuil... Après quoi CE RAPPORT ET LES CONCLUSIONS *sont mis aux voix et adoptés.* »

Ce travail adopté par l'Académie démontre clairement, d'une part : 1° que bien longtemps avant MM. Heurteloup et Maisonneuve, *j'obtenais l'élargissement immédiat, instantané* des rétrécissements urétraux, dont ils ont fait tant de bruit, en annonçant, *contrairement à la vérité*, que cet élargissement amenait *la guérison immédiate, sans recourir à l'emploi des bougies ;*

2° Et d'autre part, que ces deux confrères ne sont pas fondés à se poser en inventeurs du traitement qui procure l'élargissement *immédiat, instantané*, de ces rétrécissements, puisque je l'emploie depuis trente ans.

Les considérations et revendications fort obligeantes, dont mes travaux sur la stricturotomie intra-urétrale ont été l'objet, de la part du savant rédacteur en chef du journal *les Mondes*, ont valu, à ce publiciste distingué, une longue protestation du professeur Sédillot (de Strasbourg), que la haute impartialité de M. l'abbé Moigno lui a fait un devoir d'accueillir. La position élevée et l'autorité justifiée à tant de titres du clinicien émérite, que l'Institut a depuis appelé dans son sein, m'imposaient d'autant plus l'obligation de retorquer les arguments de mon adversaire, si courtois, je le reconnais d'ailleurs, que fussent les termes dans lesquels se produisait son opposition. Je transcris littéralement ma réponse.

« *Que M. Sédillot m'adresse à Paris quelques malades, cinq ou six, affectés de rétrécissements de l'urètre, qu'il considère comme infranchissables ou non dilatables*; des malades chez lesquels la difficulté d'uriner est produite par les coarctations, pour la guérison desquelles il préconise l'urétrotomie périnéale ; et je lui prouverai *qu'on peut très-bien les guérir, sans avoir recours à ce mode de traitement, que je déclare,* AVEC VOUS, *être tout à fait barbare.*

« Non-seulement je donnerai gratuitement mes soins aux malades dont il s'agit ; de plus, si leur position pécuniaire l'exige, je les ferai placer dans un hôtel, où ils seront logés et nourris à mes frais. Et, dans le cas où un ou plusieurs de ces malades n'auraient pas d'argent pour faire le voyage, *que M. Sédillot ait la bonté de mettre à leur disposition* la somme nécessaire; je la lui ferai passer à Strasbourg, aussitôt qu'on m'aura remis un petit mot, constatant les avances qu'il aura faites.

« M. Sédillot est un praticien trop honorable, écrivais-je, trop ami de la vérité, pour refuser une semblable proposition. Quand il m'aura adressé un certain nombre de malades dont il aura bien constaté l'état auparavant, et que j'aurai obtenu leur guérison par ma méthode, ce dont je ne doute pas, il sera bien obligé de reconnaître que l'urétrotomie périnéale *n'est pas nécessaire, comme il le croit;* et qu'on peut l'abandonner de nouveau à l'avantage de la science, et surtout des malades. *Cette épreuve solennelle me vengera des injustices de la Commission d'Argenteuil;* elle prouvera, ce à quoi je tiens plus encore qu'à mon propre triomphe, que le très-honorable M. Lagneau n'a rien exagéré, qu'en rédigeant son mémorable rapport, *il n'a cédé qu'à l'évidence des faits.*

« Paris, le 22 avril 1854. »

Que M. Sédillot, comme il le rapporte dans sa lettre, ait pu pratiquer quatre fois, avec un plein succès et sans que ses opérés aient encouru le moindre danger, l'urétrotomie périnéale, je ne puis que l'en féliciter et surtout ses malades, heureusement sortis d'une épreuve, dont bien d'autres, avant moi et bien au-dessus de moi, ont signalé les périls. Je n'ignore pas davantage que Gowley, de New York, a réussi une vingtaine de fois au moins, dans des conditions pareilles, et que le Dr A. Bertherand a compté trois succès, sur trois opérations qu'il a été appelé à faire, durant sa longue pratique hospitalière, pour des cas de rétrécissements chroniques, avec désordres et délabrements irrémédiables de la région sous-pubienne : fistules, hypospadias, miction périnéale et obturation complète du canal urétral. De tels résultats, Dieu me garde d'y contredire ! affirment le savoir et le talent des chirurgiens qui les ont obtenus. Mais, pour moi, la question n'est pas là : ce que je prétends avoir établi, c'est qu'il eût été possible d'éviter ces extrémités chirurgicales, de faire autrement et moins dangereusement, ainsi que l'établit ma méthode.

Comme complément à l'exposé qui précède de mes perfectionnements à la stricturotomie et des faits qui en démontrent surabondamment la supériorité, je dois ajouter quelques mots sur mon *exciseur des valvules de l'urètre et du col de la vessie*, et mes premiers instruments d'*endoscopie*.

Les détails succincts auxquels je me bornerai suffiront, je crois, pour fixer le lecteur sur mes droits de priorité à l'institution de ces méthodes.

Dans une *lettre à l'Académie de médecine* (voir la *Revue médicale* de février 1839, pages 314 et 315), je m'exprimais

ainsi : « Au moyen de *ciseaux tubuliformes*, j'ai fait, en 1833,
« la *résection de la luette vésicale*, énormément tuméfiée,
« et saignant au moindre contact des corps dilatants.
« Depuis lors, la santé de la personne qui a subi cette
« opération, a toujours été parfaite. En 1835, j'ai *excisé*,
« avec un égal succès, deux fongosités d'un assez gros
« volume, développées dans le col de la vessie, et qui,
« comme l'hypertrophie de la luette vésicale, étaient la
« cause d'*ischuries* fréquentes et de *dysurie* habituelle. »
Je n'éprouve d'ailleurs aucune peine à le déclarer : c'est après avoir lu un passage (page 155) de l'ouvrage de Sœmmering, publié à Paris en 1824 (*Traité des maladies de la vessie et de l'urètre, considérées particulièrement chez les vieillards*), que j'ai songé à cette opération et inventé un instrument pour la pratiquer. Sœmmering dit, en effet :
« Lorsque le lobe moyen de la prostate s'engorge, il s'a-
« vance comme un mamelon dans la cavité de la vessie, et
« pousse devant lui la membrane interne de cet organe. A
« mesure que la tumeur augmente, elle perd sa forme
« mamelonnée, s'élargit des deux côtés, pour constituer un
« repli transversal, en attirant devant elle la membrane
« qui recouvre les deux lobes latéraux également engor-
« gés. Ce repli, *semblable à une valvule*, s'oppose à la sortie
« de l'urine, surtout quand le malade redouble d'efforts
« pour expulser le liquide : celui-ci ne peut jamais sortir
« entièrement et la rétention finit par être complète. »

A mesure que, par mes méthodes et mes instruments, j'agrandissais le champ des opérations sanglantes à pratiquer dans les profondeurs du canal excréteur de l'urine, le besoin se révélait plus impérieusement à mon esprit de mieux préciser, en y conviant le sens de la vue, les états morbides qui pouvaient réclamer l'intervention chirurgicale, tant sur la muqueuse du canal que sur le col de la vessie. Aussi, dès 1833, avais-je déjà construit et appliqué un *speculum uretri*. Pour preuve, je vais reproduire ici la description, qui se trouve dans la *Gazette des hôpitaux* du 26 septembre 1833, au compte rendu de la *Société de médecine pratique* rédigé par M. Ch. Masson.

« M. Guillon fait observer que les ulcérations de la mu-« queuse uréthrale, bien qu'infiniment moins fréquentes « qu'on ne le croyait autrefois, se rencontrent cependant « plus souvent que ne le pense le grand nombre des prati-« ciens. Il montre à la Société un *speculum uretri* dont il « se sert quelquefois pour les distinguer.

« Cet instrument consiste en un tube d'argent fin, très-« bien poli à l'intérieur, de quatre pouces et demi de long « (12 centimètres), présentant, dans les onze douzièmes de « sa longueur, une ouverture d'un tiers de son diamètre, à « bords arrondis, dont le pavillon est évasé, et à l'autre « extrémité duquel est placé un petit miroir de télescope « convenablement incliné. Un réflecteur, de cinq pouces de « diamètre, qui a la forme d'un cône tronqué, et qui « s'adapte sur une lampe ordinaire, projette les rayons « lumineux sur les parois et à l'intérieur du canal de « l'urètre, de telle sorte qu'on distingue très-bien, dit-il, « les ulcérations et *certains états pathologiques* des trois « quarts antérieurs de la partie spongieuse de ce canal. »

Puisque cette circonstance m'en offre l'occasion (et quoique j'aie entendu des chirurgiens déclarer qu'ils considéraient l'endoscope de M. Désormeaux, celui de M. Ségalas et le mien *comme des niaiseries*), je ferai remarquer que j'ai un autre speculum, à l'aide duquel on distingue très-bien ce qui se trouve dans la vessie. Il est composé, comme ma sonde évacuatrice, de deux tubes placés l'un dans l'autre : sa forme est celle d'une sonde à courte courbure. La portion recourbée est formée de deux segments de tube, et chaque segment renferme un miroir.

On comprend, après ces citations, *empruntées aux publications de l'époque, avec rappel des dates*, si j'ai dû être surpris de voir, en 1850, MM. Mercier et Désormeaux, glorifiés et récompensés pour avoir offert à l'Académie de médecine, les *primeurs*, celui-ci de l'*endoscope*, celui-là de l'*exciseur perfectionné !*

Je crois utile de reproduire, à la fin de ce chapitre sur la stricturotomie intra-urétrale, deux planches lithographiques, relatives aux observations V et VI, consignées plus haut.

Guillon. Rétrécissements de l'Urètre. (5e Obs^{on}) Pl. I.

Scrotum et Périnée énormément tuméfiés

Fig. 1

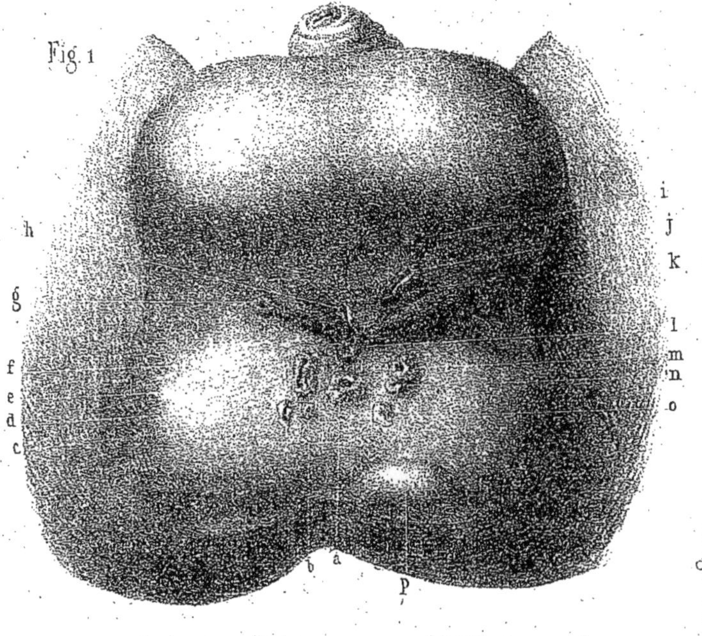

Bougie du Dr Guillon.

Scrotum et Périnée revenus à l'état normal

Fig 2

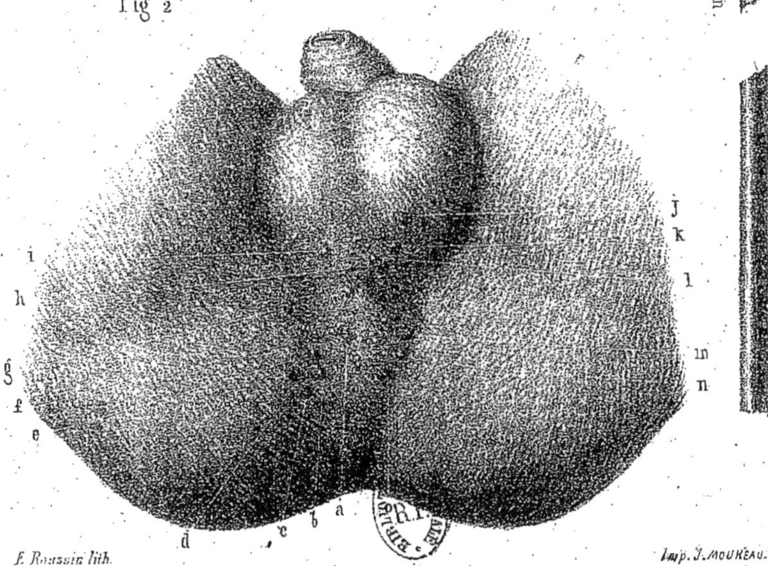

F. Roussin lith. Imp. J. Moureau

Fig. 1. *Les lettres depuis A. jusqu'à O indiquent les ouvertures de 15 fistules urinaires et la lettre P. un abcès de la prostate*

Fig. 2. *Les lettres depuis A. jusqu'à O. indiquent les cicatrices des 15 fistules de la 1re fig.*

Guillon. Rétrécissements de l'Urètre. (6.e Obs.on) Pl. 2.

Sphacèle du Scrotum, d'une portion des tégumens de la verge

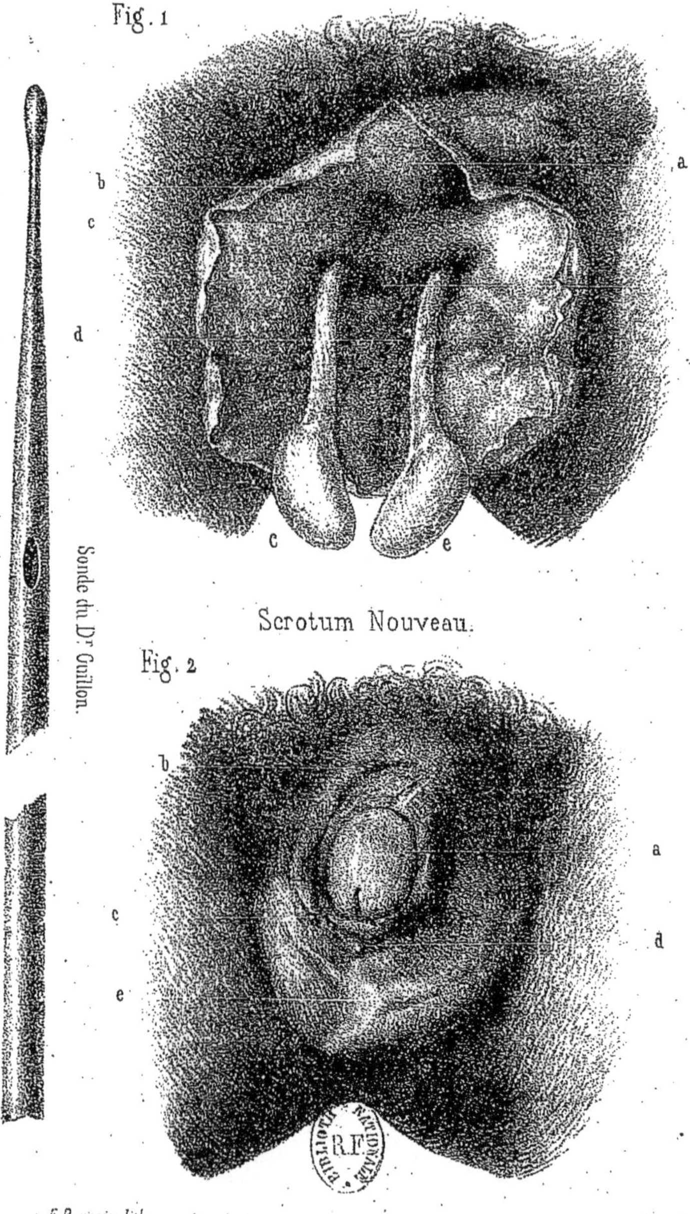

F. Roussin lith. Imp. J. Moureau-Singlé

Fig. 1. *A. Partie du corps caverneux droit à découvert*
. . . B. C. D. Ouvertures des trois fistules urinaires
E. E. Testicules suspendus par leur cordon, au milieu de la plaie
Fig. 2. *A. Gland à découvert, le prépuce ayant été divisé*
B. C. D. Cicatrices des trois fistules.
E. Cicatrice, ou peau de nouvelle formation

III

LITHOTRITIE

Depuis l'origine de la lithotritie, les chirurgiens ont fait subir de nombreuses modifications aux instruments destinés à pratiquer cette opération. Le but de tous leurs efforts était d'obtenir une rapidité et une sécurité plus grandes, pour épargner aux malades des souffrances et des dangers, qu'il était souvent impossible d'éviter, malgré les plus grandes précautions. Aujourd'hui, l'art de broyer la pierre s'est perfectionné, et nous sommes loin des premières inventions ; mais l'espace qui nous en sépare, n'a été que lentement parcouru, et si nous sommes arrivés à opérer, dans une cavité profonde, des manœuvres sûres et rapides, ce n'a été qu'au prix de longues et pénibles tentatives.

La lithotritie fut inaugurée avec des instruments droits, peu de temps après qu'Amussat eut démontré de nouveau qu'une sonde rectiligne pouvait être introduite dans la vessie. Quoique les pinces à trois branches, entre les mains de leurs habiles inventeurs, aient rendu d'éminents services et qu'elles soient parvenues à un haut degré de perfectionnement, elles furent détrônées par les instruments courbes, et réservées pour les cas exceptionnels.

L'idée si simple des instruments courbes ne se fit jour qu'à grand peine : elle était cependant un grand progrès, et c'est à son application que la lithotritie doit d'être aussi généralement répandue.

Dès 1829, on voit Pravaz présenter à l'Académie des sciences des instruments courbes, dont l'imperfection devait empêcher la réussite. Plus tard, vinrent l'instrument de Jacobson et le percuteur d'Heurteloup. C'est incontestablement à ce dernier chirurgien que revient l'honneur d'avoir rendu applicable une méthode, restée jusqu'à lui dans le domaine de la spéculation et depuis, abandonnée, à juste raison.

La pression est aujourd'hui généralement préférée; on la produit au moyen de divers systèmes, inventés avec plus ou moins de bonheur; les plus usités sont l'écrou brisé et le pignon. Dans mon brise-pierre pulvérisateur, j'ai réalisé, je crois, un important progrès, en rendant la pression facile et très-rapide, au moyen d'un levier bien plus puissant que l'écrou brisé, le pignon et le volant de Ségalas; ce levier se trouve fixé dans l'armature de l'instrument lui-même.

Les lithotriteurs avaient reconnu que la cuvette de la branche femelle s'engorgeait facilement; alors, pour parer à cet inconvénient, ils firent le brise-pierre fenêtré. Mais, outre le défaut de solidité, ils éprouvèrent alors beaucoup plus de difficulté pour saisir les calculs, à cause de la forme étroite et élevée des mors; et puis avec un lithotriteur fenêtré, ils morcelaient la pierre et ne la pulvérisaient pas. Plusieurs mécanismes très-compliqués ont été imaginés, pour désobstruer la cavité des cuillers, entre autres le râteau de Le Roy ; nous avons cherché, et nous croyons y avoir réussi, à remplir toutes les indications que d'autres avaient vainement tenté d'atteindre, à l'aide d'instruments et des manœuvres suivantes, qui constituent à nos yeux une *méthode nouvelle.*

Cette méthode diffère des pratiques courantes, par la nature des instruments et par le procédé opératoire. Il n'est pas jusqu'à la position à donner au malade, que je n'aie été conduit à modifier. J'en dirai autant de mon procédé d'extraction des fragments, des petits calculs engagés dans l'urètre.

Mes *lithotriteurs* sont les premiers instruments de ce genre, dont le mécanisme réalise, avec une puissance qui n'a pas encore été égalée, la substitution de la *pression par force vive* à l'*écrasement par force morte*, c'est-à-dire à l'ancien système de la percussion. Mais leur principale originalité consiste dans la présence, à leur face concave, d'un *évacuateur*, lame d'acier qu'on soulève et qu'on abaisse à volonté, au moyen d'une clef, ajoutée à la rondelle placée au-dessous de la poignée du manche de l'appareil. J'ai fait ajouter cet évacuateur, pour éviter le tassement des fragments broyés par le rapprochement des deux branches, et pour pouvoir déverser la poudre lithique dans la vessie, aussi souvent que besoin est, sans retirer l'instrument.

Le diamètre, par lequel le calcul est saisi, est vu sur une échelle graduée qui mesure le degré d'écartement des branches.

Le *brise-pierre à levier* est composé de deux branches glissant l'une dans l'autre ; la branche fixe ou femelle porte, perpendiculairement à l'axe de l'instrument, un ressort circulaire en rapport avec le levier qui, lorsqu'on l'abaisse, met en mouvement une petite pièce dont l'extrémité vient s'engager dans les dents de la crémaillère située vers le milieu de la branche mobile ou mâle.

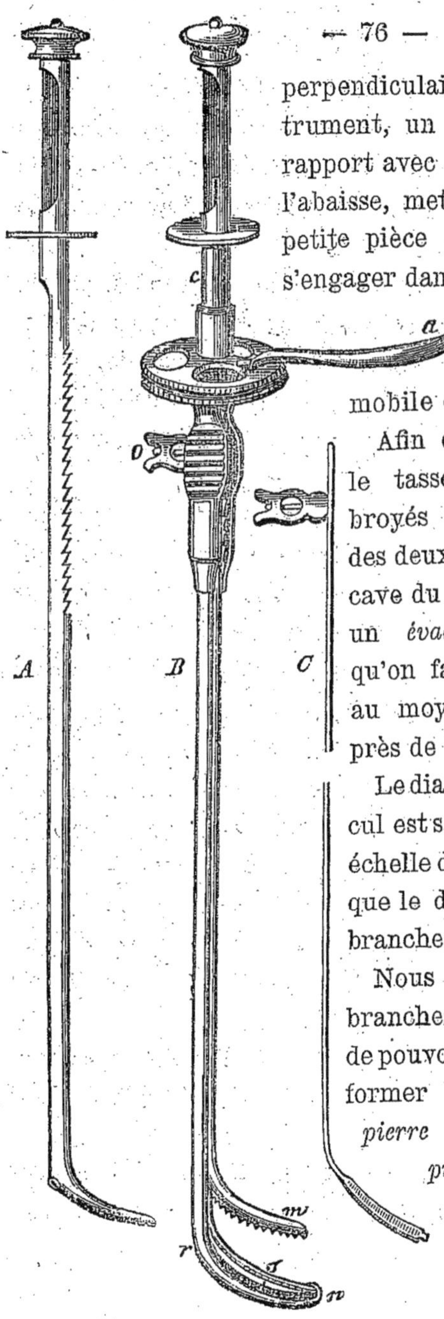

Afin d'éviter dans la cuiller le tassement des fragments broyés par le rapprochement des deux branches, la face concave du brise-pierre renferme un *évacuateur*, lame d'acier qu'on fait agir très-facilement au moyen d'une clef placée près de la rondelle.

Le diamètre par lequel le calcul est saisi est indiqué par une échelle de graduation, qui marque le degré d'écartement des branches.

Nous avons deux sortes de branches mobiles ou mâles, afin de pouvoir, suivant le cas, transformer l'instrument en *brise-pierre sécateur* ou en *brise-pierre pulvérisateur*.

La figure ci-contre et la légende qui l'accompagne compléteront ces explications, suffisantes pour marquer les caractères distinctifs de mes lithotriteurs.

A. Branche mobile ou mâle, portant, vers le milieu, les dents de la crémaillère.

B. Brise-pierre à levier, représenté ouvert.

a. Levier.

c. Extrémité manuelle ou manche de l'instrument.

Là se trouve l'échelle de graduation indiquant le degré d'écartement des mors, et le diamètre sous lequel le calcul est saisi.

m. Extrémité vésicale de la branche mobile ou mâle.

n. Extrémité vésicale de la branche fixe ou femelle.

r. Talon du brise-pierre à levier.

r. *n*. Cuiller dans laquelle se trouve l'évacuateur.

s. Évacuateur représenté soulevé, pour chasser les débris lithiques.

o. Clef de l'évacuateur.

c. Évacuateur séparé de l'instrument.

Tel est le mécanisme par moi combiné, le seul dont je revendique la paternité, protestant de toutes mes forces contre les modifications qu'on lui a fait subir parfois, pour le perfectionner et le dénaturer (1).

Mais, à une autre place, je reviendrai sur certains agissements et sur les objections de mes détracteurs.

Dans mon brise-pierre pour adultes, le levier ne peut jamais produire la rupture, parce que les chevilles de sûreté, dont l'une fixe ce levier dans l'armature, doivent se rompre avant que la puissance employée pour pulvériser

(1) Les lithotriteurs du Dr Guillon, construits exactement d'après ses modèles et sur ses indications, ne se trouvent, à Paris, que chez A. Aubry, fabricant d'instruments de chirurgie, boulevard Saint-Michel, nº 6.

la pierre puisse fracturer l'un de ses mors. En outre, la pression qu'il produit, étant intermittente par force vive, ne fait avancer la branche mobile que dans l'étendue d'un centimètre au plus; on voudrait rompre cet instrument qu'on n'y parviendrait pas avec le levier.

Procédé opératoire. — Après avoir préparé par la dilatation progressive le canal de l'urètre à recevoir mon lithotriteur, le moment d'opérer venu, si la vessie ne contient pas d'urine, j'y injecte un peu d'eau ; puis, contrairement à d'anciens errements, je place le malade de manière à ce que le bassin soit plus élevé que la poitrine, et que le paquet intestinal soit refoulé vers le diaphragme : ce qui s'obtient à l'aide de coussins ou d'un matelas roulé. Grâce à cette disposition, la pierre et les fragments tombent naturellement sur la paroi postérieure de la vessie, vers le sommet de cet organe, où, comme on sait, ne se rencontre pas ces tumeurs, ces colonnes, ces excroissances qui se reportent assez souvent vers le col de la vessie.

Si le calcul est petit, moyen et friable, le malade est laissé dans son lit où, après avoir relevé son bassin, au moyen de coussins, je l'opère placé à sa droite.

Lorsque le calcul est dur et volumineux, je fais étendre de préférence, au milieu de la chambre, un matelas sur lequel se couche le malade. Après lui avoir relevé le bassin, soit avec des coussins, soit avec un autre matelas roulé, je me place entre ses jambes, dont chaque pied s'appuie sur une chaise, et j'introduis mon instrument préalablement enduit de cérat.

Cela fait, j'ouvre le lithotriteur et déprime ensuite, avec la branche concave, la partie postérieure de la vessie, dans le but d'attirer, dans la cavité de cette branche, la pierre et les fragments, qui ne tardent pas, en effet, à y tomber naturellement. Et, saisissant la branche mâle, que je fais mouvoir de la main droite, je fixe le calcul sur la cuiller. Alors, appréhendant le levier, placé dans l'armature du brise-pierre, pour l'abaisser, je produis très-rapidement la fragmentation et la pulvérisation de la pierre, sans être exposé à pincer la membrane muqueuse, ainsi que cela a lieu fréquemment, quand on incline à droite ou à gauche les mors de l'instrument, pour saisir la pierre et les fragments. Dès que je sens que la cuiller du brise-pierre est engorgée de détritus, je la dégorge, en soulevant l'évacuateur disposé à cet effet, *le bec de l'instrument correspondant alors à la face postérieure de la vessie.*

Lorsque je ne trouve plus de fragments, comme l'opération est terminée, je vide l'instrument, une dernière fois, et je le retire sous le volume qu'il avait avant l'opération.

J'entraîne parfois, au moyen d'injections, et avec une sonde évacuatrice, le détritus lithique au dehors, ou j'abandonne son expulsion à la vessie, qui le rejette avec l'urine. A cet égard, et dans le but d'éviter, pendant la miction, l'arrêt des calculs dans l'urètre, le malade garde la position horizontale, pour uriner après l'opération. Grâce à cette précaution, j'ai toujours épargné à mes opérés des accidents très-communs dans la pratique courante.

Si quelques fragments, engagés dans l'urètre, ne peuvent être repoussés dans la vessie, avec une bougie cylindrique volumineuse, l'extraction en est faite à l'aide des deux instruments que voici :

Le premier est une espèce de sonde ouverte à ses deux

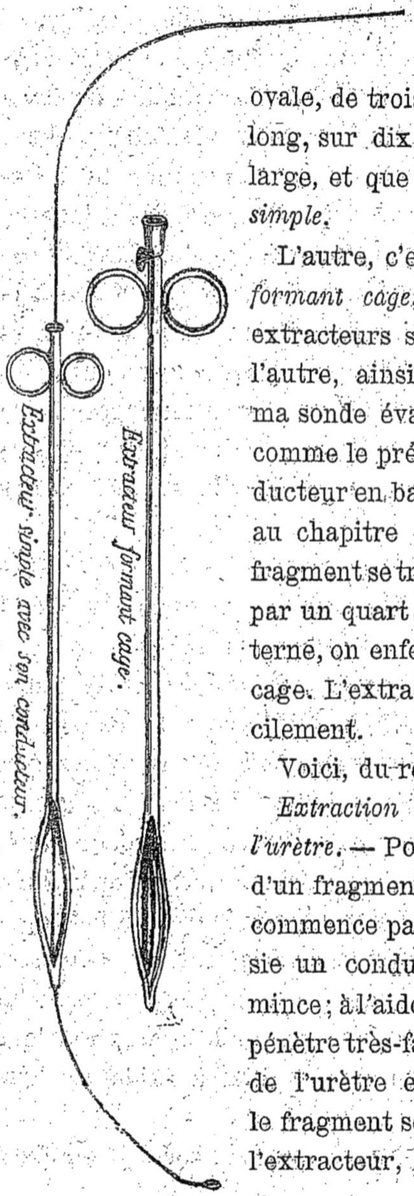

bouts, et dont l'extrémité vésicale forme un anneau ovale, de trois à quatre centimètres de long, sur dix à douze millimètres de large, et que j'appelle mon *extracteur simple*.

L'autre, c'est-à-dire mon *extracteur formant cage*, est composé de deux extracteurs simples, placés l'un dans l'autre, ainsi que les deux tubes de ma sonde évacuatrice. On l'introduit, comme le précédent, à l'aide d'un conducteur en baleine, tel que celui décrit au chapitre des bougies. Lorsque le fragment se trouve placé dans l'anneau, par un quart de rotation du tube interne, on enferme ce fragment dans la cage. L'extraction s'en fait ensuite facilement.

Voici, du reste, mon *modus faciendi*

Extraction des fragments arrêtés dans l'urètre. — Pour pratiquer l'extraction d'un fragment ou d'un petit calcul, je commence par introduire dans la vessie un conducteur en baleine, très-mince ; à l'aide de ce guide, l'extracteur pénètre très-facilement entre les parois de l'urètre et le fragment. Lorsque le fragment se trouve dans l'anneau de l'extracteur, ce qu'on reconnaît en

Extracteur simple avec son conducteur.

Extracteur formant cage.

essayant de faire exécuter des mouvements de rotation à cet instrument, on retire le conducteur en baleine, puis, par des mouvements de va-et-vient et de demi-rotation, on amène le fragment au dehors. Si on emploie l'extracteur formant cage, on y enferme le fragment, et pour l'extraire, on fait exécuter un quart de rotation au tube intérieur de l'instrument, comme il a été dit tout à l'heure.

Dans la séance du 20 mars 1873 de la *Société de médecine pratique* de Paris, le Dr A. Guillon, mon fils, exposant à ses confrères les principaux détails opératoires de ma méthode, s'exprimait ainsi :

« Je ne m'occupe pas des questions de priorité : je n'ai pas l'intention, d'apprécier ici, ni même d'énumérer les différents procédés mis en usage, depuis le jour mémorable où Civiale fit avec succès la première application de ses instruments, sur le vivant, en 1824.

« Je veux tout simplement vous exposer les procédés de mon père et les perfectionnements apportés à la lithotritie par les *brise-pierres* évacuateurs à levier, qui permettent le morcellement et la pulvérisation des calculs les plus durs et les plus volumineux.

« La première communication, faite sur ce sujet, par mon père, à la Société de médecine pratique, remonte au mois d'août 1833, et je viens la continuer, quarante ans après (1).

. . . .

« Nous sommes partisans de la lithotritie chez l'enfant, parce que nous en avons obtenu de bons résultats.

(1) La description des instruments de M. Guillon père ayant été faite plus haut, avec figures en regard, nous croyons pouvoir supprimer ce qui, dans la communication de M. A. Guillon fils, à la *Société de médecine pratique*, se rapporte à cette démonstration. (Dr G.).

« Nous sommes arrivés à employer, sans inconvénients, chez l'homme, des instruments beaucoup plus volumineux, et d'une plus grande puissance que ceux des autres chirurgiens.

« Le malade doit être suffisamment préparé, par une dilatation progressive, qui a aussi pour but d'émousser la sensibilité de la muqueuse, et d'amener, par l'absence de souffrances vives, une confiance réciproque, qui permet au chirurgien de faire l'opération, sans le concours d'aucun aide.

« S'il y a atrésie du méat ou bien des rétrécissements, nous les opérons, pour ne pas entraver plus tard la sortie des débris lithiques.

« Par des injections graduées, nous habituons, avec patience, la vessie à tolérer les liquides et à se laisser distendre.

« Pour pratiquer la lithotritie, nous plaçons, à l'aide de deux matelas roulés, le calculeux dans une position déclive, le bassin beaucoup plus élevé que la poitrine ; nous nous mettons entre les jambes écartées, qui, au besoin, reposent chacune sur une chaise. L'instrument, enduit de cérat (de préférence à l'huile), est introduit : on l'ouvre, puis on déprime la paroi postérieure de la vessie, préalablement injectée, et le calcul tombe naturellement dans la cuiller, dont les bords sont peu élevés.

« Le brise-pierre est tenu solidement dans la main gauche, entre l'indicateur et le médius; le pouce gauche fixe la branche mobile, aussitôt que le calcul est saisi, et la main droite fait basculer le levier, qui fragmente ou pulvérise.

« Un abaissement facile et très-rapide du levier, fixé dans l'armature du brise-pierre, nous fait obtenir, par une pression intermittente, une force bien supérieure à celle que donnent l'écrou brisé, le pignon et même la percussion. Nous avons fait, il y a une vingtaine d'années, avec mon père, des expériences bien convaincantes de comparaison, à l'aide du dynamomètre, chez Charrière.

« L'évacuateur permet de vider l'instrument autant de fois qu'il est nécessaire et de le retirer fermé, sous le même volume qu'il avait en entrant.

« Nos séances durent ordinairement trois ou quatre minutes, puis nous faisons coucher le malade, avec la recommandation expresse de n'uriner que sur le côté et sans faire aucun effort.

« La surveillance doit être très-grande : de là dépend le succès de l'opération, et lorsqu'au bout de quatre, cinq ou six jours, on voit dans l'urine la poudre lithique, remplacée par de gros débris, c'est l'indication de procéder à une nouvelle séance, afin d'éviter l'engagement de fragments dans l'urètre.

« Enfin, pour les cas de pierres très-dures ou d'un volume extraordinaire, nous avons *un sécateur* avec lequel nous coupons très-facilement le marbre : nous croyons donc fermement que notre appareil instrumental nous permet de répondre victorieusement aux reproches d'impuissance qui avaient été autrefois adressés aux instruments de lithotritie.

« Depuis quinze années que je pratique la lithotritie, je n'ai pas perdu un seul malade des suites de mes opérations, cela tient certainement aux soins minutieux qui concernent la préparation du malade, et à la précaution que nous prenons d'arriver progressivement à introduire des cathéters plus volumineux que les instruments de lithotritie que nous nous proposons d'employer ; nous habituons la vessie par des injections quotidiennes, à se laisser distendre ; le catarrhe vésical n'est pas pour nous une contre-indication absolue. »

M. Mallez répond à M. A. Guillon « que la démonstration qu'il vient de faire de la puissance du brise-pierre à levier, auquel M. Guillon père a attaché son nom, est tout à fait concluante ; que des expériences analogues faites à sa clinique l'avaient déjà convaincu : mais que, pour lui, le côté mécanique de la lithotritie, qui tenait, il y a trente ans, la première place dans la préoccupation des chirurgiens, est devenu tout à fait secondaire, et qu'il ne s'agit plus aujourd'hui que de bien déterminer les indications cliniques, qui rendent les différents procédés de taille et la lithotritie, ou la réunion de ces deux méthodes, préférables.

« En relisant, dit-il, les ouvrages publiés de 1830 à 1840, sur la lithotritie, et les discussions académiques auxquelles elle a donné lieu dans la même période, on pourrait croire qu'elle devait, à tout jamais, faire oublier la taille ; mais, au contraire, c'est cette dernière qui a repris faveur, depuis quelques années, et les cliniciens les plus autorisés ne pratiquent plus la lithotritie, que lorsque le calcul ne dépasse pas 4 à 5 centimètres dans son grand diamètre ; que lorsque le catarrhe vésical n'est pas abondant, lorsque la palpation et la percussion n'ont pas fait constater l'augmentation de volume des reins ; et encore, après une analyse répétée de l'urine, et l'absence d'accès pernicieux facilement éveillés pendant le traitement préparatoire.

« La question, du reste, ajoute-t-il, de la préférence à

accorder à la taille sur la lithotritie, ou à cette dernière sur la précédente, est certainement dans un grand nombre de cas, l'une des plus difficiles de la chirurgie. Elle ne pourrait guère être traitée rapidement dans une discussion de la nature de celle-ci ; il y faudrait apporter des matériaux nombreux et des faits plus sévèrement relevés et discutés que la plupart de ceux qui encombrent les ouvrages de chirurgie. »

Répliquant à M. Mallez, M. A. Guillon s'exprime ainsi :

« Je ne prétends pas que la lithotritie soit toujours et dans tous les cas absolument praticable, mais lorsque nous pourrons saisir un calcul, quel que soit son volume ou sa dureté, nous le broierons, et *je ne considère la taille que comme une opération réservée aux cas tout à fait exceptionnels.*

« La récidive peut exister, quel que soit le mode opératoire employé, et nous sommes heureusement loin des temps où la lithotritie, encore dans l'enfance, était accusée de laisser, dans la vessie, des fragments qui servaient de point de départ à un nouveau calcul.

« Nous avons aussi rencontré plusieurs fois des calculs enkystés ou enchatonnés, que nous avons délogés, puis broyés ; je citerai entre autres les cas suivants :

« En présence des docteurs Alquié, directeur de l'École de médecine militaire du Val-de-Grâce, Amussat père et fils, Billot, de Arrastia, mon cousin Alfred Guillon et moi, en 1854, mon père, après avoir broyé, chez un Portugais, M. L..., un calcul de 6 centimètres 1/2 de diamètre, trouva un autre calcul fortement enchatonné, au côté droit du basfond de la vessie. Le malade fut chloroformisé par le docteur Amussat fils, et mon père délogea, de la cellule où elle était retenue, une pierre de 5 centimètres de diamètre, qu'il broya. (*Voir plus loin l'observation détaillée.*)

« En 1864, chez M. B..., j'ai désenchatonné un calcul que j'ai broyé, après l'avoir saisi sous un diamètre d'un peu plus de 6 centimètres 1/2.

« J'avais pulvérisé plusieurs calculs libres, chez un confrère, le docteur G..., en 1871, lorsque j'ai rencontré, sous un diamètre de 4 centimètres 1/2, un calcul que j'ai désenchatonné et broyé, puis un véritable placage, dont j'ai débarrassé la paroi antéro-supérieure de la vessie.

« Puis-je admettre, avec le docteur Mallez, que je sois, depuis quinze ans, dans une série heureuse, ou ne dois-je pas plutôt croire que nos heureux résultats tiennent, comme je l'ai expliqué, aux précautions minutieuses, dont nous entourons nos opérations et à la très-grande puissance de nos brise-pierres à levier ? »

M. Weber ajoute qu'il « a assisté, il y a bien des années, à l'École d'Alfort, à une lithotritie, pratiquée sur le cheval du docteur Masson, avec le brise-pierre à levier, par le professeur Bouley, assisté du docteur Guillon ; l'animal guérit. »

On trouvera, à la fin de ce chapitre, l'observation du fait rappelé par M. Wéber et la relation, publiée par M. Bouley, de cette opération de lithotritie, la première de ce genre, effectuée sur le cheval, en 1858.

OBSERVATIONS

I. Calcul vésical composé de phosphate ammoniaco-magnésien, de carbonate de chaux et de matière organique. Trois séances de lithotritie, avec le percuteur de M. Heurteloup. Deux séances avec le lithotriteur de M. Guillon. Guérison trois mois et demi après la première séance (1).

Jean-Marie Léon, âgé de trente ans, teneur de livres domicilié à Tarare (Rhône), entre à l'Hôtel-Dieu, salle des opérés, n° 10, le 24 février 1854. Tempérament sanguin, lymphatique, constitution délabrée.

Ce jeune homme, autrefois d'une excellente santé, se plaint, depuis trois ans, d'un point douloureux au niveau du rein gauche ; la marche est pénible, la voiture insupportable, la miction se fait accompagnée de vives souffrances ; chaque fois que le malade urine, il cherche une nouvelle position pour échapper à des douleurs intolérables ; de temps en temps, pissement de sang, prurit dans le gland. Le jet d'urine brusquement interrompu se fait quelquefois par saccades : lorsque le canal est ainsi atteint de spasme, on a peine à introduire dans la vessie une sonde de petit calibre. Le malade a été traité pour un rétrécissement, sans aucune amélioration. A cause de sa profession sédentaire, il faisait peu d'exercice et avait contracté l'habitude de retenir longtemps ses urines ; ce sont les seules causes qu'on peut assigner à sa maladie.

A son entrée à l'Hôtel-Dieu, on constate l'état suivant :

Le canal de l'urètre est parfaitement libre, sa sensibilité trés-développée, une pierre existe dans la vessie, elle paraît

(1) Cette observation et les deux suivantes ont été recueillies, à l'Hôtel-Dieu de Lyon, service de M. le Prof. Barrier, par M. le Dr Delore, et communiquées à l'Académie de médecine. (Voir la *Revue médicale*, n° de juin 1855.)

dure; avec un lithotriteur, on la charge sous les diamètres de 6 centimètres et 4 centimètres.

L'état général est mauvais, les fonctions languissent, le malade est maigre, ses mouvements s'exécutent sans énergie, tous les soirs, il est atteint d'accès fébriles qui ont résisté au sulfate de quinine. On le laisse reposer pendant quelques jours : boissons mucilagineuses, potions calmantes, topiques émollients ; quarts de lavements laudanisés, bains, régime doux.

Le 15 mars, première séance de lithotritie, sommeil par l'éther, injection d'huile dans la vessie, broiement de la pierre par les instruments ordinaires (percuteur d'Heurteloup), le soir incontinence d'urine, fièvre vive. Les jours suivants, l'excitation se calme peu à peu et le malade dit souffrir déjà moins qu'avant l'opération.

25 mars, deuxième séance, même résultat.

3 avril, troisième séance, peu de fièvre, pas d'incontinence d'urine, amélioration de l'état général.

15 avril, quatrième séance, M. Barrier emploie le brise pierre pulvérisateur de M. Guillon, qui fonctionne parfaitement.

27 avril, cinquième séance, emploi du même instrument, la santé s'affermit de jour en jour.

Après chacune de ces séances, le malade rendait beaucoup de poussière, ce n'était que le troisième et le quatrième jour, qu'il commençait à émettre des graviers d'un certain volume, dont il fallait quelquefois faciliter le passage dans le canal par des injections d'huile.

J'ai analysé le calcul et je l'ai trouvé composé de phosphate ammoniaco-magnésien, de carbonate de chaux et d'une grande quantité de matière organique.

Huit jours après la cinquième séance, le malade ne souffre plus, et se croit complètement débarrassé de la pierre.

Le 10 mai, séance d'exploration, le lithotriteur perçoit l'existence de quelques petits fragments, qu'il est impossible de saisir. Ils sont expulsés spontanément, quelques jours après.

28 juin, nouvelle séance d'exploration, la vessie ne semble plus renfermer aucuns débris.

Le 30 juin, le malade sort complètement guéri.

Réflexions. — Ce qu'il y a de remarquable dans cette observation, c'est le prompt rétablissement de la santé du malade, qui se manifesta dès la première séance de lithotritie ; la vessie supporta mieux le contact de plusieurs fragments que d'un seul. Chacune des séances suivantes augmenta cette amélioration, les forces et l'embonpoint revenaient à vue d'œil, il n'y eut, pour ainsi dire point de convalescence. Deux mois après sa sortie de l'hôpital, ce malade vint revoir M. Barrier, qui le trouva dans l'état le plus satisfaisant ; il disait avoir rendu un petit fragment de calcul, quelques jours après son départ. M. Barrier, l'ayant alors sondé attentivement, n'a trouvé aucune trace de corps étranger dans la vessie.

A l'occasion de ce fait, M. Barrier nous a fait remarquer qu'il est très-difficile de porter un pronostic sur les succès de la lithotritie. Parmi les malades, qui ont besoin de plusieurs séances pour être débarrassés de leur pierre, il en est qui supportent mal les manœuvres de la lithotritie, qui perdent leurs forces et sont de plus en plus fatigués, jusqu'à ce que la destruction complète du calcul permette à la convalescence de s'établir franchement. Il en est d'autres, au contraire, dont la position s'améliore dès le début et qui vont de mieux en mieux, à mesure que la vessie se débarrasse de plus en plus des fragments calculeux. Il est déjà arrivé plusieurs fois à M. Barrier, soit à l'hôpital, soit parmi ses clients, d'avoir affaire à des malades, tellement détériorés par leur affection, qu'on aurait pu reculer devant l'application de la lithotritie, et qui se trouvaient, comme par enchantement, dans un état meilleur, après les premières manœuvres opératoires.

Depuis quelque temps, M. Barrier se sert fréquemment des instruments de M. Guillon, dont nous parlerons plus en détail, à propos de la quatrième observation.

II. Calcul vésical de 30 millimètres de diamètre. Complications très-graves. Emploi successif de l'instrument fenêtré et de l'instrument pulvérisateur du Dr Guillon. Quatre séances pour détruire la pierre.

M. R., âgé de soixante-sept ans, commissionnaire en soieries, d'un tempérament bilieux, avait toujours joui d'une bonne santé, lorsqu'il ressentit, il y a sept ans, de la pesanteur à l'hypogastre et des atteintes de dysurie passagères, pour lesquelles il fallut même employer la sonde à diverses reprises; les urines laissaient déposer un sédiment rougeâtre, mais on n'y observa jamais de graviers; aucun trouble général n'accompagna ces phénomènes locaux, qui apparaissaient surtout pendant les voyages.

L'année dernière, après des accidents rapportés à une cystite chronique avec exacerbations, M. R. rendit, en urinant, un corps étranger, que le docteur Gignoux jugea appartenir à la couche corticale d'un calcul : une sonde, introduite alors dans la vessie, lui fit reconnaître que le malade avait en effet la pierre.

Le 14 octobre 1853, M. Barrier, appelé par M. Gignoux, constata la présence d'une pierre de moyen volume.

Le 14 novembre suivant, eut lieu la première séance de lithotritie, dans les meilleures conditions possibles; le canal large, la vessie spacieuse, un catarrhe vésical insignifiant. La vessie étant injectée d'huile, un lithotriteur ordinaire saisit le calcul, sous des diamètres de 30 millimètres et 19 millimètres. On pensa néanmoins que le grand diamètre avait échappé à l'instrument et que le calcul avait les dimensions d'un petit œuf de poule, aplati en forme de galet. La pierre ne fut brisée qu'une seule fois et l'instrument retiré aussitôt, après des manœuvres dont la durée ne dépassa pas trois minutes. On agit ainsi, soit à cause de l'extrême pusillanimité du malade, soit pour tâter en quelque sorte la sensibilité de la vessie. Malgré ces précautions, des accidents fébriles inquiétants se déclarèrent, une fièvre typhoïde, avec symptômes ataxo-adynamiques, mit les jours du malade en danger, et, pendant tout l'hiver, M. R. eut des accès intermittents irréguliers, dont on ne triompha qu'à grand'peine.

La convalescence ne put s'établir franchement, car les accidents vésicaux prenaient de jour en jour plus d'intensité; dans de si fâcheuses circonstances, il fallait cependant débarrasser à tout prix le malade de son calcul. MM. Barrier et Gignoux se décidèrent à le soumettre de nouveau, à la lithotritie, après l'avoir envoyé un mois à la campagne.

Le 27 mai 1854, M. Barrier, assisté des docteurs Gignoux, Chatin et Favre, injecte de l'huile dans la vessie (200 grammes environ) et introduit un lithotriteur fenêtré, de moyen volume, qui prend le calcul sous le diamètre de 28 millimètres. Il le divise en deux fragments, qui sont saisis à leur tour et brisés à deux reprises. Le brise-pierre pulvérisateur de M. Guillon est ensuite substitué au lithotriteur fenêtré, et les fragments sont réduits très-rapidement en poussière.

Les jours suivants, l'état du malade fut satisfaisant, ses forces revinrent graduellement, une grande quantité de poudre lithique fut expulsée avec les urines.

Le 5 juin, de nouvelles manœuvres eurent lieu ; le malade, qui le demandait instamment, fut complètement anesthésié, beaucoup de débris calculeux furent pulvérisés, au moyen de l'instrument de M. Guillon, qui fonctionna parfaitement. Les suites de cette séance furent excellentes.

Le 15 juin, on ne rencontre que deux ou trois petits fragments, qui sont broyés ; l'état local et la santé du malade s'améliorent à vue d'œil.

Le premier juillet, exploration attentive et minutieuse qui ne fait découvrir aucun débris.

Depuis cette époque, le malade se porte fort bien.

M. Barrier, dans cette opération, eut beaucoup à se louer du brise-pierre de M. Guillon ; il est convaincu que, grâce à son emploi, le nombre des séances fut moindre ; qu'il a épargné à son malade une grande part des souffrances que causent l'entrée et la sortie répétées des instruments ordinaires.

III. Calcul vésical composé de phosphate de chaux et de phosphate ammoniaco-magnésien, de 4 centimètres de diamètre, complètement détruit avec le lithotriteur de M. Guillon, en deux séances, pratiquées à six jours d'intervalle.

Jean Charton, âgé de soixante-trois ans, aubergiste à Châton (Saône-et-Loire), entre, le 4 juin 1854, salle des opérés, n° 9.

Cet homme souffre depuis sept ans : catarrhe vésical, dysurie, spasme de l'urètre, ischurie.

On reconnaît, dès son entrée, l'existence d'un calcul vésical inconnu jusqu'alors, ce calcul présente 4 centimètres dans le plus grand diamètre sous lequel on peut le saisir.

Première séance, le 16 juin ; le patient est placé sur un lit, le siège beaucoup plus élevé que le reste du corps : dans cette position, la pierre est saisie et broyée au moyen du lithotriteur de M. Guillon. Réaction fébrile légère. Le malade rend une grande quantité de poussière.

Deuxième séance, le 23 juin, après laquelle il ne se passe rien de remarquable.

Le 28 du même mois, M. Barrier se dispose à une troisième séance ; mais, malgré de minutieuses recherches, il ne rencontre aucun fragment.

Le malade sort, le 30 juin, complètement débarrassé. Son calcul était formé de phosphate de chaux et de phosphate ammoniaco-magnésien.

IV. Pulvérisation rapide et complète de quatre calculs vésicaux volumineux, un libre, un enchatonné et deux enkystés, opérée par le Dr Guillon père. Observation recueillie et adressée à l'*Académie de médecine* (mars 1856), par le Dr de Arrastia, de la Havane.

L'Académie accueillant avec bienveillance les faits pratiques qui présentent de l'intérêt, j'ai l'honneur de lui adresser, avec ma thèse pour le doctorat, une observation dans le genre de celles que M. le docteur Cazenave lui a envoyée, sur un cas de lithotritie de pierre enkystée, décrit dans le *Bulletin de l'Académie de médecine* du 31 janvier 1856.

Ce fait pratique, dont j'ai été témoin et dont le sujet est mon compatriote, prouve de nouveau qu'avec un bon instrument de lithotripsie, conduit avec habileté par une main exercée, on peut facilement, même *dans les calculs enchatonnés, éviter cette grave opération de la taille, trop souvent mortelle.*

Je dois le faire remarquer tout d'abord, les opérations dont il s'agit et qui ont été pratiquées sous mes yeux, présentent trois phases distinctes. La dernière surtout offre un intérêt réel, au point de vue de l'extraction et de la pulvérisation très-rapide d'un calcul enchatonné, dont un autre chirurgien, fort habile, avait inutilement tenté l'extraction et le morcellement.

M. Lopez, naturel de Villa-Clara (île de Cuba), âgé de soixante-quatre ans, d'un tempérament bilieux sanguin et d'une bonne constitution, avait joui d'une excellente santé jusqu'en 1854, époque à laquelle il a souffert horriblement, pendant quarante-huit heures, d'une colique néphrétique, qui fut suivie de l'expulsion d'un calcul ayant la forme et la couleur d'un noyau d'olive. Au bout de quelque temps, une nouvelle attaque a eu lieu; mais, cette fois, les souffrances prolongées et les coliques finirent, sans avoir eu pour résultat l'expulsion d'un calcul ou de graviers.

L'exercice immodéré auquel le malade était obligé de se livrer journellement et ses grandes occupations avaient augmenté graduellement ses souffrances; et, à partir de cette époque, elles devinrent continuelles. Envies répétées d'uriner avec dysurie et strangurie ; marche pénible, douleurs dans la région recto-anale, hématuries répétées et parfois si abondantes, que le malade se trouvait baigné dans son sang.

Dans cet état de souffrance, depuis environ trente ans, M. Lopez se détermina, en mai 1853, à venir à Barcelone, où réside une partie de sa famille, pour voir s'il pourrait trouver, en Europe, un soulagement à ses maux.

Il consulta les premières autorités chirurgicales de cette ville, et tous les praticiens, à l'exception d'un qui crut la lithotritie praticable, jugèrent d'un commun accord que l'opération de la taille était la seule indication à remplir ; mais le malade ne voulut pas subir cette opération. Séduit par les promesses des gens du monde, qui lui firent croire que, dans les environs, il y avait une source d'eau minérale dont l'action, en bains et en boisson, pendant une ou deux saisons, pourrait amener la fonte des calculs, il se décida à prendre ces eaux. La saison finie, et n'ayant obtenu aucun soulagement, il consulta un médecin français, qui lui donna le conseil de venir à Paris. M. Lopez s'y rendit, à la fin du printemps de 1854, avec une lettre de recommandation pour M. le directeur de l'École de médecine militaire du Val-de-Grâce, le professeur Alquié, qui, l'ayant examiné avec l'intérêt du médecin ami, lui proposa de s'adjoindre, comme méritant toute sa confiance, M. le docteur Guillon.

Ce praticien sonda le malade, diagnostiqua un calcul libre, ayant environ six centimètres de diamètre transversal, et dix ou onze de longueur, et il fut arrêté qu'on aurait recours à la lithotripsie, quand le malade y aurait été suffisamment préparé. On lui laissa d'abord le temps nécessaire pour se remettre des fatigues d'un long et pénible voyage.

I. — *Première Lithotripsie.* — *Par* M. GUILLON.

Le jour de l'opération ayant été fixé, MM. les docteurs Guillon et Alquié, M. Guillon fils et moi, nous nous réunîmes chez M. Lopez.

Après avoir injecté de l'eau dans la vessie, M. le docteur Guillon plaça le malade sur un canapé, avec un coussin sous la région sacrée, pour que le siège fût sur un plan plus élevé que la tête, et afin que la pierre tombât sur la paroi postérieure de la vessie; les jambes, fléchies sur les cuisses et celles-ci sur l'abdomen, furent tenues écartées par M. Guillon fils et moi.

L'opérateur introduisit dans la vessie son brise-pierre enduit de cérat, avec autant de facilité et de promptitude qu'on introduit une sonde ordinaire dans un urètre non rétréci; et dès qu'il eut ouvert cet instrument, en déprimant la paroi postérieure de la vessie, la pierre tomba immédiatement entre ses mors. Elle avait six centimètres et demi de diamètre; — et quoiqu'elle fût très-dure, M. Guillon l'écrasa facilement, en abaissant avec la main droite le levier placé dans la rondelle de la branche femelle; — reprenant ensuite les plus gros morceaux, leur pulvérisation s'effectua très-rapidement et sans retirer l'instrument, qui fut dégorgé quatre fois, au moyen de l'évacuateur. Cette séance dura cinq minutes; après l'opération, le malade prit un bain tiède où il resta une heure, en fumant son cigare fort tranquillement. Le reste de la journée et la nuit se passèrent très-bien, sans aucun mouvement fébrile. — Le lendemain, de bonne heure, le malade put se lever et aller à Saint-Sulpice faire sa prière. Il déjeuna en rentrant et reprit sa vie habituelle.

Je dois le faire remarquer ici, c'est après avoir débarrassé son lithotriteur du détritus qui se trouvait dans la cuiller de la branche femelle et l'avoir fermé, que l'opérateur, voulant reconnaître avec cet instrument s'il restait encore des fragments volumineux, trouva, outre les débris, un calcul fortement enchatonné dans le bas-fond de la vessie, au côté droit.

M. le docteur Guillon fit part à la famille et à M. Alquié de la découverte qu'il venait de faire, et il proposa une consultation de chirurgiens, au choix du malade. Il fut convenu qu'on appellerait M. le docteur Amussat.

II. — *Tentatives faites par* M. Amussat.

Six jours après, le docteur Guillon, MM. Amussat père et fils, M. Alquié, M. A. Guillon, et moi, élèves en médecine, nous étions réunis chez M. Lopez.

M. Amussat père plaça le malade debout, le dos appuyé contre le mur, les jambes écartées et il indroduisit l'index de la main droite dans le rectum, voulant de la sorte constater, à travers la paroi antérieure de cet organe, la présence, si c'était possible, du calcul enchatonné. Ensuite pensant qu'à l'aide du cathétérisme et du toucher combinés, il pouvait déloger ce calcul, il fit coucher le malade, en supination sur un divan, les cuisses fléchies à angle droit sur le tronc, les jambes fléchies sur les cuisses, tenues écartées en dehors, et la région coccygienne dépassant le bord du lit; dans cette position du malade, il introduisit une sonde d'argent à petite courbure dans la vessie. Puis, la saisissant de la main droite, il dirigea sa pointe à la rencontre de l'extrémité de l'index de la main gauche, introduit dans le rectum, en essayant de faire pénétrer le bec de cette sonde dans la cellule où était retenu le calcul, et pour l'en déloger. Cette double manœuvre opératoire n'ayant produit aucun résultat favorable, M. Amussat retira sa sonde et introduisit dans la vessie un lithotriteur, avec lequel il espérait broyer la pierre, après l'avoir extraite du chaton où elle était encastrée. Les mors de cet instrument glissant toujours sur le sommet du calcul, dont la base était solidement fixée dans la cellule où il s'était développé, M. Amussat ne parvint ni à le déloger, ni à l'écraser, et ces nouvelles tentatives sont restées aussi stériles que les précédentes. Les douleurs dont elles furent accompagnées et suivies provoquèrent, chez M. Lopez, une si grande exaltation et un tel découragement, qu'il repoussait avec colère toutes les propositions qu'on lui faisait, ayant pour but l'amélioration de sa situation. Il préférait, disait-il, mourir que de se soumettre à de nouvelles opérations, et il donna des ordres pour les préparatifs de son départ, qui devait avoir lieu dès que ses souffrances seraient diminuées.

Cependant, à force d'instances, M. Alquié, qui possédait toute sa confiance, et moi, nous parvînmes à faire comprendre à M. Lopez qu'il devait consentir à ce qu'on le débarrassât de quelques fragments restés dans la vessie et provenant du calcul que M. Guillon avait en grande partie détruit : ces portions de pierres, en augmentant de volume devant inévitablement rendre ses souffrances de plus en plus intolérables.

Se rappelant qu'il n'avait pas éprouvé de douleur, à la première séance de lithotripsie pratiquée par M. Guillon, il se décida à laisser pulvériser par ce praticien ce qui restait de la pierre libre dans la vessie ; mais il ne voulut pas qu'on essayât de nouveau de le débarrasser de celle qui était enchatonnée. Il préférait, disait-il, la conserver, parce qu'il était persuadé qu'étant seule, elle ne le ferait pas souffrir ; que les douleurs qu'il avait éprouvées, n'étaient produites que par celle qui était libre, lorsqu'elle tombait dans le col de la vessie et s'opposait à la sortie de l'urine.

III. — *Deuxième lithotripsie, par* M. GUILLON. — *Extraction et pulvérisation du calcul enchatonné.*

En présence de MM. les docteurs Alquié, Amussat père et fils, Billot, aide-major à l'hôpital du Val-de-Grâce, de MM. Guillon fils et Guillon neveu, et de Arrastia, élèves en médecine, le docteur Guillon procéda de la sorte à la deuxième séance de lithotripsie. — Il commença par injecter un demi-verre d'eau tiède dans la vessie du malade, le fit ensuite placer, comme la première fois, sur un divan convenablement disposé, et M. Amussat fils le chloroformisa.

Lorsqu'il fut endormi, M. Guillon introduisit son lithotriteur et pulvérisa en moins de deux minutes les fragments, qui provenaient de la pierre attaquée précédemment.

Lorsque les fragments, qui gênaient la manœuvre à exécuter pour déloger le calcul enkysté, furent réduits en poudre, M. Guillon saisit avec les mors de son instrument la portion du calcul enchatonné, qui faisait une saillie de plusieurs centimètres dans la vessie et il l'y maintint, en rapprochant, à l'aide de la main gauche, les rondelles de la branche mâle et de la branche femelle. La fixant ensuite plus solidement à l'aide du levier, qu'il abaissa avec la main droite, tandis qu'il saisissait la tige du brise-pierre avec la main gauche, sur laquelle il prit son point d'appui, pour éviter de contondre le col de la vessie, par un mouvement de torsion de gauche à droite, il déloga cette pierre de la cellule où elle était retenue, et ce fut par une manœuvre, analogue à celle qu'on exécute pour opérer l'évulsion d'une dent avec la clef de Garengeot, qu'il obtint ce résultat.

Le malade étant endormi par le chloroforme ne témoigna aucune douleur, et le calcul, qui avait 5 centimètres de diamètre, porté sur la paroi postérieure de la vessie, fut complètement pulvérisé en huit minutes.

Pendant cette séance de lithotripsie, qui dura environ dix minutes, M. Guillon vida quatre fois son lithotriteur, c'est-à-dire qu'il a fait tomber quatre fois dans la vessie, en soulevant l'évacuateur, la poudre dont la branche femelle était engorgée.

L'opération terminée, le malade exprima plusieurs fois à M. Guillon combien il était heureux d'avoir été débarrassé aussi vite de son calcul enkysté, sans avoir souffert et sans qu'il s'en doutât. Il prit ensuite un bain d'une heure et demie, et, pendant la durée de ce bain, il rendit avec l'urine, dans un urinoir placé à cette effet, une grande quantité de poudre et de détritus lithiques.

Le calcul n'ayant pu être arraché de la cellule où il s'était développé, sans déchirer le collet de cette cellule, M. Lopez rendit une assez bonne quantité de sang mêlé à l'urine, provenant évidemment de la déchirure produite par son extraction. Aussi, et quoique le malade ait continué à rendre du sang mêlé à l'urine toute la journée et la nuit, M. Guillon ne voulut rien faire pour arrêter cette hémorragie, persuadé qu'il était que cette émission sanguine empêcherait l'état fébrile de se développer.

L'opéré fut tenu à la diète jusqu'au lendemain, en prenant pour boisson une légère macération de graines de lin, édulcorée avec du sirop de cerises et quelques cuillerées d'une potion opiacée pour favoriser le sommeil.

La nuit ayant été calme, les urines n'étant plus sanguinolentes et l'appétit s'étant développé, M. Lopez resta levé une partie de la journée et prit deux potages. Une grande quantité de poudre et de détritus lithiques fut entraînée au dehors par l'urine et par des injections faites avec la sonde évacuatrice de M. Guillon.

L'examen des fragments les plus volumineux fit reconnaître que les calculs étaient formés de couches concentriques, composées de phosphate et d'oxalate de chaux.

Le second jour, M. Lopez reprit son régime ordinaire et alla se promener au Luxembourg.

Le cinquième jour, MM. Guillon, Amussat et Alquié explorèrent la vessie : ils reconnurent que M. Lopez était complètement débarrassé de ses deux calculs.

Le sixième jour et les jours suivants, M. Lopez parcourait Paris, faisant ses préparatifs de départ; et, dix jours après l'extraction et la destruction du calcul enchatonné, se mettait en route pour l'Espagne.

Une lettre, que je viens de recevoir d'un membre de sa famille qui habite Barcelone, m'annonce que M. Lopez continue à jouir d'une très-bonne santé, et qu'il se propose l'été prochain de parcourir l'Europe.

Si les détails dans lesquels je suis entré sont insuffisants pour fixer l'opinion de l'Académie, l'honorable M. Amussat, qui a assisté à l'opération dont il s'agit, donnera avec empressement à la savante Compagnie, j'en suis persuadé, les explications qu'elle réclamera et qui prouveront que le brise-pierre à levier et à évacuateur de M. Guillon est préférable à ceux généralement en usage, ainsi que le constate le mémoire adressé à l'Académie, l'année dernière, par M. le docteur Delore, son élève, mémoire que j'ai lu dans la *Revue médicale* et dans le *Moniteur des hôpitaux*, en juin 1855 (1).

Remarques. — Cette destruction de deux calculs volumineux, opérée presque sans douleur, en deux séances qui n'ont duré que quinze minutes (la première de cinq — la deuxième de dix), quoique l'un de ces deux calculs fût enchatonné, est un fait important, qui mérite de fixer l'attention, et avec d'autant plus de raison qu'il démontre combien la manœuvre du lithotriteur de M. Guillon s'exécute facilement et rapidement.

Si ces calculs, qui étaient très-durs, qui ont fait souf-

(1) Nous devons faire remarquer que lorsque M. de Arrastia rédigeait ce mémoire, qui a été adressé à l'Académie de médecine, le 8 mai 1856, Amussat était en bonne santé. On ne pouvait prévoir qu'une mort prématurée viendrait l'enlever aussi rapidement à la science et à ses nombreux amis; aussi, quand le journal lui parviendra à Madrid, où il est actuellement, M. de Arrastia partagera-t-il tous nos regrets.

frir M. Lopez pendant trente ans, avaient été attaqués avec les instruments généralement en usage et par un opérateur moins expérimenté, le malade aurait pu avoir à subir un très-grand nombre d'opérations, et peut-être d'aussi nombreuses que certain calculeux dont on lisait l'histoire dans le *Moniteur des hôpitaux*, il y a quelques mois, lequel calculeux n'a pu être débarrassé d'une pierre, à peu près semblable à celle qui était libre dans la vessie de M. Lopez, qu'après *trente-deux séances de lithotritie* ou fragmentation.

Or, on le sait, les dilacérations, les contusions produites par les brise-pierres, qu'on est obligé d'incliner à droite et à gauche pour saisir soit les calculs, soit leurs fragments, — les introductions trop multipliées d'instruments de métal dans la vessie, déterminent parfois des maladies qui conduisent les malades au tombeau très-rapidement, quoi qu'en disent certains praticiens, qui ne savent détruire les pierres que très-lentement, avec leurs instruments défectueux.

Assez souvent aussi, des cystites graves et le cancer de la vessie ont été observés à la suite de lithotrities trop nombreuses et surtout de celles exécutées par ces brise-pierres fenestrés, qui sont des espèces de cisailles, avec lesquelles on coupe ou contond toujours plus ou moins la membrane muqueuse et les colonnes de la vessie, en saisissant les fragments de calculs qu'ils produisent sans pouvoir opérer leur pulvérisation.

Ce sont, d'une part, ces fâcheux résultats, et d'autre part la mauvaise confection et les défauts des instruments généralement en usage, qui sont cause que la destruction de la pierre, dans la vessie, bien qu'ayant acquis depuis plus de trente ans le droit de domicile dans la pratique chirurgicale, n'est encore employée que par un petit nombre de chirurgiens français, et que la grave opération de la taille lui est préférée par l'immense majorité des opérateurs.

Si les sages préceptes, que M. Guillon déduit des faits pratiques nombreux qu'il a observés, étaient connus, la bienfaisante lithotripsie ne tarderait pas à être généralement adoptée.

Les perfectionnements, que M. Guillon a introduits dans la pratique de la lithotripsie, se rapportent à la situation à donner au malade, — à la manière de pratiquer l'opération — et à la confection des instruments qu'il emploie.

Ce praticien ne fait pas coucher sur un plan parfaitement horizontal les calculeux qu'il opère, ainsi qu'on le fait ordinairement. — Il fait placer sous le bassin du malade un coussin assez volumineux, afin que la pierre et les fragments tombent naturellement sur la paroi postérieure du réservoir de l'urine.

En outre, au lieu d'incliner latéralement les cuillères de son lithotriteur, pour saisir la pierre, M. Guillon déprime, avec le bec de la branche femelle, la paroi postérieure de la vessie : les calculs et les fragments se détachent dès lors naturellement d'entre les membranes muqueuses de la vessie, pour tomber dans l'instrument, et les opérations sont ordinairement peu douloureuses.

Le bec du lithotriteur de M. Guillon présente la courbure d'une portion de cercle assez régulier. — C'est cette courbure qui amène les calculs et les fragments naturellement au milieu de la cuiller de la branche femelle, où se trouve sa plus grande largeur, quand l'instrument est bien confectionné.

Pour donner une grande force aux mors de ses lithotriteurs, sans en augmenter sensiblement le volume, M. Guillon a fait conserver, sur le milieu de la face externe de chacun d'eux, une côte saillante et arrondie, ce qui donne au bec de l'instrument, vu de face, la forme d'un losange dont les angles sont émoussés.

Afin de pouvoir débarrasser à volonté la cuiller de la branche femelle de la poudre lithique qui s'y trouve entassée, il a placé dans cette cuiller un double-fond, qu'on nomme évacuateur et qui permet de vider cette poudre lithique dans la vessie aussi souvent que c'est nécessaire. — Quand l'opération est terminée, on vide de nouveau, au moyen de cet évacuateur, l'instrument, qui est ensuite retiré complètement débarrassé de la poudre calculeuse.

Dans le brise-pierre pour enfants, cet évacuateur est disposé de telle façon que si la branche femelle venait à se rompre pendant l'opération, il amènerait aisément le fragment au dehors. — Un fil d'argent placé dans la branche mâle servirait à extraire la cuiller de cette branche, si elle se brisait dans la vessie.

Un levier très-puissant, fixé dans l'armature, permet d'exécuter, en une séance de quelques minutes, la pulvérisation d'un calcul, qui n'aurait pu être détruit, avec les autres brise-pierres, qu'en huit ou dix séances d'égale durée. — Ce levier ne peut jamais produire la rupture du lithotriteur pour adulte, parce que *des chevilles de sûreté*, dont l'une fixe ce levier dans l'armature, doivent se rompre, avant que la puissance employée pour pulvériser la pierre puisse fracturer l'un de ses mors. — En outre, la pression qu'il produit, étant intermittente, par force vive, ne fait avancer la branche mobile que dans l'étendue d'un centimètre au plus ; on voudrait rompre l'instrument, qu'on n'y parviendrait pas avec ce levier.

V. Diathèse calculeuse. Plusieurs récidives de pierres multiples. Soins donnés par MM. A. Pasquier, Civiale et moi. Résultat rapides et heureux de mon intervention.

M. le général de division, comte Préval, sénateur, atteint une première fois de la pierre, en avait été débarrassé par Civiale, qui consacra plusieurs séances au broiement. De nouveaux calculs s'étant formés, neuf ans plus tard, le patient eut recours à A. Pasquier, qui le lithotritia.

En 1848, de nouvelles pierres, le faisant souffrir horriblement, le général réclama mes soins, en l'absence d'A. Pasquier, qui se trouvait, à cette époque, en Algérie, près du duc d'Aumale et du prince de Joinville.

La veille et l'avant-veille du jour où le malade vint me consulter, il avait rendu, par les urines, plusieurs petits calculs. Mais d'autres, engagés dans le col de la vessie et fermant l'orifice interne de l'urètre, lui causaient de si vives douleurs, qu'il insista pour que je l'opérasse séance tenante, chez moi.

Deux opérations de lithotripsie de cinq minutes chacune, et une de trois minutes, pratiquées à quelques jours d'intervalle, dans mon cabinet, l'ont complètement débarrassé de ses pierres qui étaient très-nombreuses.

Bien que je lui eusse, par prudence, recommandé un

repos complet, le soir, après la première séance, le général se rendit à l'Opéra et y resta jusqu'à minuit. Après la troisième, il assistait à un dîner splendide, où il se comporta en homme jouissant d'une santé parfaite. Lorsque le lendemain je lui reprochai ses imprudences, sa réponse fut celle-ci : « Mon cher docteur, vos opéra-« tions ont été beaucoup moins douloureuses que l'intro-« duction de la sonde, à laquelle il me fallait recourir « pour uriner. Pourquoi alors m'imposer des privations « dont je puis me dispenser ? Songez que je suis septuagé-« naire et que je tiens à compenser, autant que possible, « les privations du temps où je faisais la guerre... »

En 1852, le comte de Préval, qui n'avait voulu suivre aucun régime préventif, contre une diathèse manifestement avérée, redevint calculeux, une quatrième fois. A mon tour, je me trouvais loin de Paris à cette époque et Civiale fut appelé, qui lui pratiqua *vingt-sept* broiements, avec ses instruments droits. Des abcès et autres accidents consécutifs se déclarèrent, qui amenèrent la mort, le lendemain de la dernière séance.

VI. Huit pierres broyées en quatre minutes et demie. Soulagement immédiat. Deux autres séances complémentaires, un peu plus tard, pour pulvériser quelques résidus de fragments.

A la date du 24 mai 1870, M. Vattemare, directeur-fondateur du *Système d'échange international, scientifique, littéraire et agricole*, m'adressait une lettre, dans laquelle on lit ce qui suit : je ne crois pouvoir mieux faire que de citer textuellement :

« Mon cher docteur,

« J'attribue l'origine de mes souffrances aux fatigues « que m'ont occasionnées l'Exposition universelle de 1855 « et l'Exposition d'agriculture de 1856. Le jour même de « la clôture de l'Exposition de 1856, je me reconnus at-« teint d'une hématurie ; quelques jours après parurent « des mucosités.

« Sur le conseil de M. Dubois, je me décidai, en 1858, à « consulter un de ses amis, spécialiste (M. Civiale). Je me « livrai à son examen, et, après une recherche appro-« fondie avec une sonde d'argent, il me déclara que je « n'étais affecté que d'une inflammation de la prostate et « du col de la vessie. Mes souffrances devinrent tellement « violentes, que je fus obligé de garder le lit pendant trois « semaines. Je ne considérais d'ailleurs cette affection que « comme un simple catarrhe, qui devait tôt ou tard dispa-« raître de lui-même.

« En 1859, je me décidai à me rendre à Contrexéville. « L'usage des eaux ne fit qu'accroître mes souffrances, je « revins plus malade que jamais et, dès mon arrivée à « Paris, au commencement de septembre 1859, je pris le « lit, que je ne quittai plus depuis lors, accablé que je fus « par des accidents de toute nature, rhumatisme aigu, « érésipèle phlegmoneux, etc., etc. J'en vins peu à peu à « un état de marasme, qui fit croire à ma famille que ma « dernière heure était venue.

« Heureusement pour moi, le docteur Lethière engagea « ma femme à réclamer vos bons soins. Vous savez le « reste. Mais ce que je ne veux pas laisser ignorer, ce que

« je dirai à qui voudra l'entendre, c'est d'abord ma pro-
« fonde admiration pour l'habileté et la rapidité avec les-
« quelles vous m'avez opéré, puisqu'en quatre minutes et
« demie, vous m'avez broyé huit pierres. »

Depuis l'époque où M. Vattemare m'a adressé cette lettre, j'ai pratiqué deux autres séances de lithotripsie, l'une de cinq minutes et la dernière de quatre, pour réduire en poudre les fragments qui étaient restés. La dernière a eu lieu le 30 juin 1860, et, le surlendemain, M. Vattemare, ne sentant plus rien dans la vessie et jouissant d'une santé parfaite, reprit ses occupations habituelles.

VII. Accidents vésicaux graves, de cause méconnue. Diagnostic établi par le cathétérisme. Quatre calculs broyés en une seule séance.

Depuis longtemps M. William Jackson souffrait beaucoup pour uriner. Généralement, après un exercice un peu long, surtout en voiture, il urinait du sang. Après divers traitements infructueux, à Saint-Chamond et selon les indications d'un médecin de Paris, il suivit le conseil qui lui fut donné de venir me trouver, pour que je le sondasse, afin de bien définir son mal. Après quelques jours de préparation, je pratiquai le cathétérisme et reconnus manifestement la présence de plusieurs calculs. Quelques jours plus tard, en moins de cinq minutes, je broyai et pulvérisai quatre pierres, dont M. William Jackson était porteur depuis maintes années, sans en avoir jamais soupçonné l'existence.

VIII. Deux calculs vésicaux enkystés. Broiement rapide et complet, dans la poche d'inclusion. Guérison.

Au mois d'octobre 1858, en présence d'Hervez de Chégoin qui, avec Jobert de Lamballe avait constaté la nature du mal, j'ai eu l'occasion de débarrasser, en deux séances de lithotripsie, M. Pluyette, chef de bureau au Ministère des finances, de deux calculs volumineux, enkystés dans une cellule, située sur la partie antérieure de la vessie. Les deux calculs ont pu être saisis et pulvérisés *dans l'intérieur* de cette même cellule.

Ce fait remarquable, en raison des circonstances difficiles qui le caractérisaient, prouve qu'avec de bons instruments judicieusement conduits, on détruit facilement les calculs renfermés dans la vessie et qu'on peut toujours éviter la lithotomie.

IX. Diathèse urique. Formation de calculs, consécutive à l'usage des Eaux de Contrexéville. Broiement en deux séances. Guérison.

M. Ménétrier, *qui était devenu calculeux, après avoir été faire usage des Eaux de Contrexéville*, a été opéré par moi, le 21 février 1859, en présence de M. Bouley, professeur à l'École d'Alfort, de deux calculs, l'un de quatre, l'autre de trois centimètres de diamètre. Dans l'espace de cinq minutes, ils ont été broyés tous les deux, sans que le patient eût ressenti la moindre douleur. Une seconde séance eut lieu, le 3 mars suivant, pour explorer la vessie, dans laquelle je reconnus qu'il était resté un fragment de pierre, de la grosseur d'un haricot : je procédai séance tenante à sa pulvérisation, en présence du docteur Piron. Depuis cette dernière opération, M. Ménétrier se porte parfaitement. Seulement, je lui ai conseillé, d'accord avec le docteur Piron, son médecin ordinaire, d'aller faire une saison à Vichy, pour prévenir autant que possible la formation de nouveaux calculs, rechute contre laquelle il importait d'autant plus de se prémunir, que les détritus de ses pierres étaient constitués par un mélange d'urates et de phosphates, et qu'avant qu'il allât à Contrexéville, il rendait souvent des sables rouges.

X. — Broiement d'un calcul volumineux en une seule séance, guérison demeurée intacte, après quinze années.

M. Boyer, chef de bureau du Ministère des finances, en retraite, réclama mes soins, vers la fin de 1858, encouragé qu'il fut à me consulter, par la connaissance, qui lui vint, de l'opération précédente, faite par moi à son collègue M. Pluyette. Comme ce dernier, il souffrait cruellement de douleurs vésicales, de dysurie, de malaises hypogastriques, de lombalgies, d'insomnies, etc., enfin, son humeur s'était attristée, au point que la vie lui était comme devenue à charge.

Non-seulement, la lithotritie, que je lui appliquai, le débarrassa de son mal, mais le 29 décembre 1873, c'est-à-dire quinze ans plus tard, il m'écrivait une lettre, que j'ai précieusement conservée et dans laquelle, avec le témoignage gracieux de la reconnaissance, il m'annonce qu'il est demeuré complètement indemne de toute récidive.

XI. — Calcul volumineux chez un jeune enfant. Broiement en deux séances, guérison du sujet, qui compte aujourd'hui trente ans d'âge.

Au mois de novembre 1859, M. le professeur Lustreman, de l'École militaire de santé du Val-de-Grâce, aujourd'hui médecin-inspecteur du cadre de réserve de l'armée, ayant constaté la présence d'une pierre considérable dans la vessie d'un enfant de *huit* ans, Jules Moynier, fils de l'officier comptable d'administration de l'École, voulut bien recourir à mon expérience, pour trancher la question du choix à faire entre la taille et la lithotritie, afin de débarrasser le malade : je jugeai que la dernière opération devait être préférée. J'y procédai, en présence de M. le Dr Lustreman, d'un médecin anglais, et avec l'assistance de mon fils Alfred Guillon, alors élève de la faculté de médecine, en deux séances, qui ne durèrent chacune que quelques minutes. La première eut lieu à l'hôpital du Val-de-Grâce; la seconde, place de l'Observatoire, au domicile des parents de l'enfant. Le succès fut complet et la maladie ne s'est pas reproduite. La haute position hiérarchique de M. le Dr Lustreman lui ayant permis de suivre les traces du jeune Moynier, dans la carrière qu'il a embrassée, et même de le revoir à plusieurs reprises, cet éminent confrère a bien voulu, à plusieurs reprises, en 1872 et en 1877 notamment, me donner des nouvelles de mon jeune opéré de 1859, à la dernière date, lieutenant dans l'infanterie de la garde républicaine où il faisait un vaillant service.

Voici, du reste, textuellement, la dernière lettre, que mon éminent confrère a bien voulu m'adresser, à ce propos :

Mon cher et honoré Maître,

Le fait, pour lequel vous en appelez à mes souvenirs, est parfaitement présent à ma mémoire.

Ayant constaté la présence d'un calcul volumineux, dans la vessie d'un enfant de huit ans, Jules Moynier, fils du comptable de l'École de médecine militaire du Val-de-Grâce, j'ai eu recours à votre expérience, pour trancher la question du choix à faire entre la taille et la lithotritie.

Vous avez jugé que la dernière devait être préférée, et vous l'avez pratiquée, en ma présence, avec une habileté remarquable.

Notre enfant a été guéri en très-peu de temps et sans avoir éprouvé le moindre accident.

J'ai eu de fréquentes occasions de le voir, pendant plusieurs années : il se portait à merveille.

Aujourd'hui, je l'ai perdu de vue, mais je sais qu'il est lieutenant dans un régiment d'infanterie, et, si vous y attachiez de l'importance, vous retrouveriez facilement sa trace, en consultant l'Annuaire militaire.

Veuillez agréer, mon cher et honoré confrère, l'expression de mes meilleurs sentiments.

Dr Lustreman.

Paris, le 1er mars 1877.

XII-XV. Quatre lithotrities, pratiquées en 1862, à Vichy. Quatre guérisons.

Pour bien édifier mes lecteurs, sur les avantages de mon procédé de destruction de la pierre dans la vessie, je rappellerai que, pendant mon séjour à Vichy, en juillet et août de l'année 1862, j'ai débarrassé quatre malades de la pierre. Les deux premiers m'ont été adressés, par

M. Alquié, médecin-inspecteur de l'établissement thermal. Le troisième, par M. le docteur Colas, médecin de l'hôpital civil, et le quatrième, par M. le docteur Trappenard, médecin à Gannat.

Le premier calculeux, M. Jahan, de Tours, âgé de soixante-douze ans, a été débarrassé, en deux séances, en présence de M. Alquié, d'une pierre du volume d'un petit œuf de poule. La première séance a duré quatre minutes et la deuxième deux minutes et demie.

Le deuxième calculeux, M. Estourmel, de Toulon, âgé de soixante-quatre ans, a été débarrassé de deux pierres, une de 32 millimètres de diamètre; l'autre de 4 centimètres de diamètre, en trois séances de quatre à cinq minntes chaque. J'ai pratiqué la première opération, en présence de M. Alquié; la deuxième, assisté du docteur Chopart; et la troisième, assisté de mon fils. J'avais commencé par élargir l'urètre qui était le siège de rétrécissements fibreux très-anciens, avec incontinence d'urine nuit et jour.

Le troisième calculeux, M. Planche de Chappes (Puy-de-Dôme), âgé de soixante ans, avait été débarrassé, une première fois, d'une petite pierre, en 1830, par M. Civiale, au moyen des instruments droits. La nouvelle pierre étant très-dure et du volume d'un œuf de dinde, dans ma première séance, le 5 août, j'ai commencé par la morceler à l'aide de mon sécateur. Dans la deuxième séance, le 10, mon fils broya les morceaux, à l'aide de la branche pulvérisatrice, en présence de MM. Collas, Goutebessis et Mancel; et, dans la troisième séance, en présence des mêmes confrères, le 15, il opéra la fragmentation d'un morceau de 58 millimètres de diamètre. Le 20, je pulvérisai complètement ces fragments, et, le 3 septembre, M. Planche retourna chez lui, en pleine santé, après avoir été boire quelques verres d'eau à la fontaine des Célestins.

Le quatrième calculeux, M. Chauchard, âgé de cinquante-huit ans, directeur de la caisse d'escompte à Gannat, m'a été amené par son ami le docteur Trappenard, le jeudi 3 juillet. Le samedi suivant, en présence de mon confrère, qui l'avait préparé, ainsi que nous en étions convenus, je procédai à ma première séance de lithotritie. Quatre jours après, je pratiquai la deuxième, qui, comme la première, a eu cinq minutes de durée, et, le 13 juillet, M. Chauchard retournait à Gannat reprendre ses occupations ordinaires, débarrassé de deux pierres de phosphate de chaux, l'une de 38 et l'autre de 42 millimètres de diamètre, après être resté à Vichy, *neuf jours seulement*.

XVI et XVII. Deux extractions heureuses de calculs volumineux, anciens et très-durs.

Je rappellerai ici sommairement que j'ai débarrassé, en dix minutes, d'un calcul très-dur, du volume d'un œuf de dinde (de 58 millimètres de diamètre), sous les yeux d'une commission de l'Institut, de MM. Jobert et Cloquet, M. le curé Petit, que j'ai eu l'honneur de présenter à l'Académie des sciences, après sa guérison, et que j'ai morcelé, très-facilement et très-rapidement, à l'aide de mon sécateur, sous les yeux de la même commission, chez un autre malade, un calcul d'oxalate de chaux de 55 millimètres de diamètre.

Je ferai remarquer, au sujet de toutes ces observations :

1° Qu'avec mon brise-pierre à levier, qu'on rend à volonté *sécateur* et *pulvérisateur*, on morcelle et on pulvérise promptement et facilement des *calculs vésicaux très-volumineux, très-durs*, lorsque, avec les brise-pierres à marteau, à écrou et à pignon, on ne peut attaquer que les *calculs d'un petit volume et faciles à écraser*.

2° Que les chirurgiens qui ont adopté mes lithotriteurs et ma manière de faire, eux, aussi, ont généralisé cette bienfaisante lithotritie, en évitant presque toujours aux calculeux l'opération de la taille, qui est si souvent mortelle.

3° Qu'avec mes brise-pierres pour enfant, on pratique la lithotritie avec autant de succès dans le jeune âge qu'à l'âge adulte, ainsi que je l'ai prouvé il y a déjà longtemps et que l'a démontré encore récemment, à l'Académie des sciences, M. le professeur Jobert de Lamballe, bien que M. Civiale eût déclaré, à cet illustre corps savant, que la cystotomie « doit être une opération de choix pour les enfants. »

4° Que j'ai démontré que la lithotritie pouvait être employée avec avantage dans la chirurgie vétérinaire, et que M. le professeur Bouley, de l'École d'Alfort, l'y a pratiquée avec un plein succès, sur un jeune cheval calculeux.

Ces diverses considérations justifient, je pense suffisamment la dénomination de méthode de *Lithotritie généralisée* que, dans les dernières années de ma pratique, j'ai cru pouvoir attribuer à ma méthode et à mes instruments. J'aurais pu multiplier les citations, au sujet des applications que j'ai été appelé à en faire, sur de nombreux calculeux, pour la plus grande part, heureusement et promptement débarrassés d'une douloureuse infirmité. Mais je dois me borner et ne pas fatiguer le lecteur d'une plus longue énumération de succès, dont je m'énorgueillis surtout, au point de vue des services rendus à l'humanité et des témoignages de reconnaissance qu'ils m'ont valus de mes opérés.

Je terminerai par le récit d'une lithotritie, pratiquée par M. Bouley et moi *sur le cheval*, et à laquelle son étrangeté même m'a paru mériter une place à la fin de ce chapitre.

XVIII. Lithotritie pratiquée sur le cheval, par M. le Dr Guillon père. Observation rédigée par M. le professeur H. Bouley, de l'École d'Alfort. (*Recueil de médecine vétérinaire*, numéro de décembre 1858.)

Jusqu'à présent, que nous sachions, on n'a pas eu recours sur le cheval affecté de calculs vésicaux, à une opération méthodique de lithotritie, imitée de celle qui se pratique sur l'homme dans les mêmes conditions et exécutée avec des instruments identiques. Pourquoi la chirurgie vétérinaire s'est-elle abstenue d'emprunter à celle de l'homme une aussi précieuse ressource? Il y a à cela plusieurs raisons. La première, c'est que les calculs vésicaux, constituant dans nos espèces domestiques une maladie relativement assez rare, les vétérinaires ne sont appelés à l'observer que très-accidentellement et comme par exception; en sorte que les occasions leur ont manqué de s'inspirer des faits, pour modifier les procédés opératoires en usage ou leur en substituer d'autres. D'un autre côté, il faut bien le dire, ces procédés, tels qu'ils sont, ont suffi et suffiront sans doute encore aux exigences de la plupart des indications. Les calculs vésicaux du cheval peuvent, en effet, dans la généralité des cas, être facilement extraits de la cavité qui les renferme par une simple incision pratiquée sur le canal urétral, au niveau et un peu au-dessus de son contour ischiatique, soit qu'ils se présentent sous un volume assez petit pour que, une fois saisis avec les tenettes en usage, il devienne possible de leur faire franchir le détroit du col vésical et celui de la portion pelvienne de l'urètre, l'un et l'autre facilement dilatables; soit que leur friabilité permette de les réduire en quelques fragments, sous la simple action de ces tenettes, lesquels fragments peuvent être ensuite extraits l'un après l'autre par les détroits naturels. Dans ces circonstances, qui sont les plus communes, l'indication de la lithotritie telle qu'on la pratique sur l'homme n'existe pas, et il n'est pas nécessaire de recourir à un instrument compliqué, et d'un prix très-élevé, pour pratiquer une opération, à l'exécution parfaite de laquelle suffisent les instruments si simples dont nous faisons usage. Mais il n'en est plus de même lorsque les calculs vésicaux sont d'un volume tel et d'une telle consistance qu'ils ne sauraient franchir le détroit du col, et que nos tenettes sont insuffisantes pour en opérer la séparation en plusieurs fragments.

Dans ce cas, l'opération conseillée, et quelquefois pratiquée, est celle de la cystotomie, c'est-à-dire du débridement du col vésical, par une incision latérale ou bilatérale à l'aide du bistouri simple ou du cystotome caché.

Cette opération est dangereuse à l'excès; on n'est jamais sûr quand on l'exécute de l'étendue des incisions que l'on pratique au col ; il y a toujours à craindre, cette incision faite, qu'elle ne se prolonge par une déchirure au moment où le calcul, entraîné par l'instrument qui l'a saisi et dont les mors augmentent son diamètre, fait effort pour franchir l'orifice dilaté qu'on lui a ouvert ; l'urine, n'étant plus hermétiquement contenue dans la vessie, dont le sphincter est actuellement inerte, peut s'infiltrer dans le tissu cellulaire du bassin par la plaie béante du col et donner lieu à des accidents de la pire espèce. Enfin, à supposer que cette dernière complication ne survienne pas, les suites de l'inflammation traumatique de la vessie sont, en elles-mêmes et à elles seules, extrêmement redoutables.

Il y a donc tout avantage à recourir, sur le cheval, à l'opération de la lithotritie plutôt qu'à la cystotomie dans les cas exceptionnels, où le volume et la consistance des calculs s'opposent à leur extraction par l'orifice du col de la vessie, conservé intact, et avec nos moyens habituels.

L'idée de cette opération nous a été inspirée par M. le docteur Guillon, praticien distingué de Paris, qui a fait, des maladies des voies urinaires de l'homme et des opérations qu'elles réclament, un objet spécial de ses études. En 1855, M. le docteur Guillon avait exposé, dans le palais de l'Industrie, un instrument lithotriteur de grandes dimensions fait sur le modèle de celui dont il se sert pour la pratique de la lithotritie sur l'homme, et destiné à être employé au même usage sur le cheval. Membre du jury de l'exposition, j'eus l'occasion d'examiner cet instrument, qui a été mentionné honorablement par le jury, et il me sembla qu'effectivement, nous, chirurgiens vétérinaires, nous pourrions en faire une application très-utile dans les cas particuliers que je viens de préciser. Je promis à M. Guillon d'en tenter l'essai dès que l'occasion s'en présenterait, chose rare et que nous avons dû attendre jusqu'au commencement de cette année. Enfin elle s'est offerte, et nous nous sommes empressés d'en profiter. Le succès est venu pleinement justifier les espérances et les prévisions de M. le docteur Guillon. L'opération de lithotritie, que nous avons pratiquée sur le cheval avec le concours et à l'aide de l'instrument particulier dont il est l'inventeur, a parfaitement réussi. Nous allons transcrire ici l'observation où se trouve relatée avec détails l'histoire de ce fait encore unique de lithotritie méthodique dans notre chirurgie; mais avant, il nous paraît utile d'exposer dans un court résumé les règles d'après lesquelles cette opération nouvelle doit être exécutée.

L'opération de la lithotritie, appliquée au cheval, ne peut pas être, comme sur l'homme, une opération complètement exsangue. La longueur considérable du canal urétral, et surtout sa très-forte courbure à la région ischiatique (courbure que le prolongement du fourreau en avant empêche d'effacer), s'opposent complètement à ce que l'instrument lithotriteur puisse être introduit dans la vessie par l'orifice urétral. Il est donc indispensable de pratiquer préalablement l'urétrotomie en son lieu ordinaire, comme on le fait pour faire pénétrer les tenettes dans la vessie.

Cette opération préliminaire doit être faite l'animal debout, suivant les procédés usités, après injection dans la vessie d'une quantité suffisante d'eau émolliente et tiède pour dilater le canal urétral au niveau de son bulbe. Rien de particulier à signaler sur ce point.

Ce premier temps opératoire exécuté, l'animal doit être abattu sur un bon lit de paille, soumis à une éthérisation complète, et fixé en position dorsale à l'aide de bottes de paille qui le calent latéralement, et d'une autre qui relève la croupe. Cette position, conseillée par M. le docteur Guillon, est préférable à celle de la station quadrupédale, parce que, la vessie ayant alors pour support le rectum qui qui lui sert de plancher, le calcul est bien plus facile à trouver et à saisir que dans le bas-fond qu'elle présente lorsqu'elle repose sur le pubis.

Cela fait, le moment est venu d'introduire l'instrument lithotriteur. Cet instrument, tel que l'a fait exécuter M. Guillon, se compose de deux branches, rectilignes dans leur grand trajet, et courbes par celle de leurs extrémités qui doit être introduite dans la vessie. L'une de ces branches représente une sorte de cuiller allongée, dans la cavité de laquelle le calcul doit être logé et écrasé; l'autre branche glisse sur la première à coulisse, et sa partie relevée, parallèle à la cuiller de l'autre, peut être rapprochée du calcul interposé entre elles deux, et serrée contre lui par le mécanisme d'un puissant levier, ou même, le cas l'exigeant, par la percussion avec un marteau.

Cet instrument, revêtu d'une couche d'huile, doit être introduit par l'ouverture faite au bulbe urétral, en faisant correspondre la concavité de sa courbure au contour ischiatique du canal; puis, en le poussant avec précaution dans une position inclinée, de haut en bas relativement à l'attitude du cheval, on lui fait franchir facilement le trajet pelvien de l'urètre et le détroit du col.

Dès qu'il est dans la vessie, on écarte ses branches l'une

de l'autre, afin de permettre au calcul de venir se placer entre elles deux, puis on imprime à l'instrument des mouvements lents, d'un côté à l'autre, en le faisant glisser doucement par la convexité de sa branche femelle sur le plafond de la vessie, qui, par le fait de l'attitude donnée au cheval, en constitue actuellement le bas-fond. En glissant ainsi d'un côté à l'autre, d'une manière lente, la cuiller du lithotriteur tend à s'engager sous le calcul, qui est tombé par son poids dans la partie actuellement inférieure de la vessie ; et, comme cette cuiller est suffisamment large et profonde, une fois que le calcul est placé sur elle, il y reste. L'opérateur perçoit sa présence par la sensation que lui donne l'instrument une fois qu'il en est chargé. Alors la branche mobile est rapprochée de la branche fixe, par le mécanisme qui lui imprime le mouvement dans la coulisse où elle glisse, et l'on peut mesurer exactement les dimensions du calcul, grâce aux divisions métriques tracées sur la branche fixe du lithotriteur en avant de son manche.

Dès que le calcul est saisi entre les deux branches du lithotriteur, il suffit, pour en opérer le broiement, d'abaisser le levier moteur de la branche mâle ; sous la puissante impulsion de ce levier, cette branche tend à se rapprocher de l'autre et, conséquemment, à se frayer sa voie à travers la propre substance de la pierre interposée entre elles deux. Sous cette forte pression, la cohésion de cette pierre est surmontée dans le plus grand nombre des cas, et elle se divise en plusieurs gros fragments qui tombent de chaque côté des branches du lithotriteur dans la partie déclive de la vessie. Dans le cas où l'action simple du levier ne suffirait pas pour produire ce résultat, on pourrait recourir à la percussion à l'aide d'un marteau, l'instrument étant construit pour permettre l'emploi de cette force.

Une fois obtenue une première fragmentation du calcul, l'opérateur écarte de nouveau les deux branches du lithotriteur, et recommence la manœuvre nécessaire pour charger la cuiller de la branche femelle d'un des fragments principaux, lequel, une fois saisi, est écrasé par le rapprochement des branches; et ainsi de suite par tous les autres, jusqu'à ce que, dans ses mouvements alternatifs d'un côté à l'autre, l'instrument ne trouve plus à se charger de fragments volumineux. Du reste, il n'est pas nécessaire, dans le cheval, que la fragmentation du calcul soit très-minutieuse; les voies par lesquelles ses débris doivent être expulsés étant larges et facilement dilatables, ils peuvent y passer alors même qu'ils sont encore un peu volumineux. A la rigueur même, on pourrait se contenter de réduire le calcul en quelques fragments principaux que l'on extrairait ensuite l'un après l'autre avec les tenettes, comme on fait dans le procédé usuel.

Quand la pulvérisation grossière du calcul est achevée, il faut en faire sortir les débris. Pour remplir cette indication, nous avons eu recours, d'après les conseils de M. le docteur Guillon, à un speculum bivalve à l'aide duquel les lèvres de la plaie urétrale, la portion pelvienne du canal et le col de la vessie ont été maintenus béants. Cela fait, un courant d'eau tiède a été entretenu dans la vessie, au moyen de plusieurs seringues successives, et le liquide, en refluant, a entraîné avec lui les débris calculeux. Pour faciliter leur expulsion plus rapide, des secousses étaient imprimées à l'organe, au moment de chaque injection, à l'aide d'une main introduite dans le rectum. De cette façon, on a pu faire sortir jusqu'au dernier fragment. Cette pratique doit être, ce nous semble, imitée.

Tel est le mode suivant lequel l'opération de la lithotritie a été pratiquée sur le sujet dont nous donnons plus loin l'histoire détaillée.

Quant au traitement consécutif, il a été surtout particularisé, dans le cas spécial que nous relatons, par l'administration du sulfate de quinine. M. le docteur Guillon, d'après les conseils duquel nous avons donné ce sel à notre malade, s'est inspiré, pour en recommander l'emploi, de la connaissance de ce fait que, dans l'espèce humaine, l'inflammation traumatique de la vessie se complique souvent de fièvre pernicieuse.

Les mêmes complications sont-elles à craindre dans les conditions semblables sur l'espèce chevaline? Cela est probable, car le sujet dont il est question ici a été profondément abattu pendant les premiers jours qui ont suivi l'opération, et, l'année dernière, nous avons vu succomber en moins de quarante-huit heures un cheval sur lequel nous avions pratiqué le broiement d'un calcul volumineux dans la portion pelvienne du canal urétral, où il s'était arrêté et développé à un tel point que la poche qui le contenait, formée par le canal dilaté outre mesure, ressemblait à une nouvelle vessie située en arrière de la véritable.

Voici maintenant l'observation complète du cheval, sur lequel a été pratiquée la lithotritie.

CLINIQUE DE L'ÉCOLE D'ALFORT

Signalement. — Cheval hongre, propre au trait léger, de race normande, sous poil bai; trace de liste en tête, légèrement marquée supérieurement, s'élargissant à la partie inférieure et se continuant par du ladre entre les ailes internes du nez; marqué au sommet du garrot; trace de balzane incomplète aux côtés externe et postérieur du membre antérieur gauche; queue écourtée; âgé de huit ans; taille de 1^m 60 environ; appartenant à M. Masson, rue de Varennes, 28, à Paris. (Entrée : le 12 janvier 1858; sortie : le 22 février 1858.) Confié aux soins de l'élève Chapard.

Commémoratifs. — Depuis quatre ans, les fonctions de l'appareil urinaire ne s'exécutent chez ce cheval que d'une manière irrégulière. MM. Changeux et Wéber, vétérinaires à Paris, consultés à ce sujet, ont attribué le dérangement à l'existence d'un calcul dans la vessie.

Il y a trois mois, ce diagnostic a été confirmé par M. Reynal, qui, en procédant à l'exploration rectale, a constaté que le calcul vésical présentait des inégalités à sa surface. Le propriétaire de ce cheval, redoutant les conséquences de la cystotomie, que le volume et la consistance probable du calcul pourraient rendre nécessaires, reculait toujours devant cette opération ; mais à l'époque où le malade fut conduit à l'École, il n'y avait plus moyen de l'utiliser à son service habituel. Bien qu'il continuât à bien se nourrir, les forces lui manquaient rapidement ; il suait et faiblissait après quelque temps d'exercice, et son urine était rejetée sanguinolente.

M. le docteur Masson se décida, en conséquence, à laisser tenter une opération qui, dans l'état actuel des choses, était la seule chance de salut.

État de l'animal à son entrée à l'École. — Il présente les signes extérieurs de la santé ; l'appétit est excellent ; la respiration et la circulation s'exécutent normalement, mais le malade affecte très-fréquemment l'attitude du cheval qui se prépare à uriner, et se livre à des efforts expulsifs répétés qui n'aboutissent qu'à la réjection d'une très-petite quantité d'urine. Ces efforts sont accompagnés de légères coliques caractérisées par un mouvement de balancement du train postérieur ; à chaque effort, on voit la portion périnéenne du canal de l'urètre se distendre ; la queue est agitée de frétillements, et le sphincter anal contracté vient faire saillie au-delà des protubérances ischiales ; le fourreau est toujours humide et sali par l'urine qui tombe goutte à goutte, entraînant parfois quelques mucosités jaunâtres, mais sans laisser sur le sol des dépôts calcaires, comme M. Masson l'avait remarqué antérieurement.

Diagnostic. — D'après l'hématurie, les symptômes que présente l'animal, la dysurie, l'incontinence d'urine, l'écoulement de mucosités par l'urètre d'une part, l'attention est portée sur l'appareil urinaire; à l'exploration par le rectum, on sent que la vessie, revenue sur elle-même, contient un corps *dur* de la grosseur d'un œuf de dinde et situé près du col de la vessie, ce qui explique tout le trouble des fonctions de cet appareil et permet de diagnostiquer un calcul vésical pouvant être rapporté à la variété des blancs ou des bruns.

Traitement. — L'animal est mis à la demi-ration jusqu'au

21 janvier au matin, où il est opéré à onze heures, étant à jeun.

Le cheval debout, les membres postérieurs fixés et le rectum vidé, on injecte de l'eau émolliente tiède par le canal de l'urètre; mais la canule effilée nécessaire pour cette opération n'étant pas propre à la seringue et ne s'y ajustant pas convenablement, l'eau se perdait au niveau de l'ajustage, et trois seringuées ayant été ainsi injectées sans dilater la vessie et l'urètre, on renonça à ce procédé de dilatation et l'on introduisit l'algalie en caoutchouc jusqu'au niveau de l'arcade ischiatique. Alors M. Bouley ponctionna et débrida le canal de l'urètre, dans sa portion bulbeuse, en regard et un peu au-dessus de l'arcade ischiale; et, ayant obtenu une ouverture de 2 à 3 centimètres, nécessaire à l'introduction et à la manœuvre du lithotriteur, l'animal fut abattu et soumis à l'éthérisation. Quatre à cinq minutes suffirent pour que l'anesthésie fût presque complète. Alors l'animal fut mis et maintenu en position dorsale au moyen de lacs; une botte de paille le soutenait de chaque côté, et une autre servait à élever le train postérieur; ce fut dans cette position, tout à fait avantageuse, que M. le docteur Guillon opéra le broiement du calcul, au moyen du lithotriteur courbe et à cuiller dont il est l'inventeur. Cet instrument est formé de deux branches: l'une femelle, l'autre mâle glissant sur la première; son bec représente une portion de cercle assez régulière. La cuiller de la branche femelle a un double fond, nommé *évacuateur*, qui permet de vider la poudre lithique dans la vessie quand le besoin s'en fait sentir.

Placé derrière l'animal et un genou à terre, M. Bouley

écarta de la main gauche les lèvres de l'ouverture artificielle du canal de l'urètre, et, de la main droite, introduisit facilement le brise-pierre pulvérisateur, préalablement huilé, jusque dans la vessie; puis il céda la position et l'instrument à M. le docteur Guillon, qui déprima la paroi supérieure, devenue inférieure, de cet organe. Le calcul tomba naturellement entre les mors de l'instrument, il marquait 7 centimètres de diamètre; il fut aussitôt divisé en deux morceaux, puis ces deux en beaucoup d'autres. En moins de six minutes, la pulvérisation était complète, il ne restait plus qu'à chasser de la vessie tous les fragments et le détritus lithique qu'elle contenait. A cet effet, on introduisit un speculum bivalve de moyenne dimension par l'ouverture périnéale du canal de l'urètre jusque dans la vessie; puis, à l'aide de cet instrument, la portion pelvienne du canal de l'urètre ainsi que le col de la vessie furent dilatés. On fit alors dans la vessie des injections d'eau tiède émolliente, continuées pendant un certain temps, qui entraînèrent facilement, par l'ouverture maintenue béante de son col, les fragments de calculs et la poudre lithique.

Pendant le temps de l'opération (broiement et injections) en position couchée, qui a duré de douze à quinze minutes, l'animal, anesthésié d'une manière complète, attendu que l'éthérisation fût continuée modérément, ne fit aucun mouvement et ne témoigna pas le moindre signe de douleur.

Réveillé, désentravé et relevé quelque temps après, il fut tenu chaudement et mis à la diète la plus absolue.

A une heure, il eut quelques coliques assez intenses: il

se coucha et se releva plusieurs fois. Sa litière était rejetée derrière lui par le mouvement continuel d'avant en arrière de ses membres antérieurs. Ces symptômes se continuèrent jusqu'à cinq heures, moment où l'animal devint plus calme et manifesta quelques signes d'abattement. Il resta couché longtemps ; le pouls, qui à l'état normal donnait 40 pulsations, battait alors 70 fois. Toutefois, la respiration resta calme (16 par minutes) ; quelques litres d'eau blanche furent donnés dans le courant de la journée.

Le soir, à huit heures et demie, l'artère était tendue ; le pouls, vite et serré, avait monté à 80, et la respiration à 18.

Le 22, au matin, l'animal est debout, triste, abattu, au bout de sa longe, la tête basse ; l'artère est toujours tendue ; le pouls, vite, donne 80 pulsations, et les respirations sont au nombre de 12. L'urine s'écoule autant par les voies naturelles que par l'ouverture artificielle ; la conjonctive est rosée, la bouche chaude sans être sèche, les crottins brunâtres et durs ; l'animal a pris un peu d'eau blanche, et il ne mange pas la paille qu'il a devant lui.

A l'imitation de ce qui se fait en pareils cas dans la médecine de l'homme, 10 grammes de sulfate de quinine furent administrés en deux fois et à jeun, afin de prévenir la fièvre pernicieuse, conséquence, paraît-il, assez fréquente d'opérations semblables pratiquées sur l'homme (1).

(1) En 1857, un cheval fut conduit dans les hôpitaux de l'École pour y être opéré d'un énorme calcul arrêté dans la portion pelvienne du canal de l'urètre, et qui, en s'y développant, avait déterminé la dilatation extrême de cette partie du canal. L'opération fut faite à l'aide d'un lithotriteur et s'acheva sans de grandes difficultés, le calcul étant, pour ainsi dire, superficiel et immédiatement à la portée de la main. Il y avait donc toutes chances, semblait-il, pour qu'elle réussît. Cependant, au bout de

A huit heures donc, administration de 6 grammes de sulfate de quinine en électuaire, lavements émollients, cataplasme chaud sur les reins. A dix heures, le pouls est tombé à 68; 8 respirations seulement à la minute.

A une heure, le pouls est à 71 et la respiration à 10. L'animal prend de l'eau blanche, tire un peu de paille; cependant, il est toujours abattu et s'inquiète peu de ce qui se passe autour de lui; deux lavements émollients. Les fécès sont molles, et l'urine, s'écoulant toujours en partie par la plaie de l'urétrotomie, entraîne avec elle quelques mucosités.

A quatre heures et demie, même état général, même habitude extérieure, l'animal boit bien; 80 pulsations, 10 respirations.

Le soir, même état fébrile : 80 pulsations et 12 respirations; administration de 4 grammes de sulfate de quinine dans un breuvage à la mélasse et à la gomme, et deux lavements; plus tard, l'animal tire sa paille, prend un peu de son frisé, et boit un demi-seau d'eau blanche.

Le 23, à six heures du matin, 80 pulsations et 12 respirations; la respiration est tremblante; l'animal ne s'est point couché depuis l'avant-veille, il est rapproché de la crèche et mange un peu de paille.

A huit heures, les symptômes sont graves, tristesse, yeux voilés par les paupières, refroidissement des membres et des oreilles, arrachement facile des crins; toutefois, l'animal

quarante-huit heures, l'animal mourait, enlevé par la fièvre, sans que son autopsie donnât la raison d'une mort si rapide. Était-ce là un cas de ces fièvres pernicieuses qui surviennent fréquemment sur l'homme à la suite du traumatisme des organes urinaires? C'est possible et même probable. Mais notre attention n'étant pas alors fixée sur ce point, nous ne nous rendîmes pas exactement compte de la nature de cette maladie. (H. B.)

manifesté de l'appétence, et ses reins ont conservé leur souplesse.

A dix heures, 70 pulsations ; il y a une légère rémission, comme la veille, à la même heure; la conjonctive est injectée, la bouche est chaude, les crottins sont mous, l'urine s'écoule en grande partie par la boutonnière, entraînant des matières mucoso-purulentes.

Prescription : Sinapismes autour des membres et sous le ventre, cataplasme sur les reins, 5 grammes de sulfate de quinine en breuvage gommé et sucré, deux lavements; les membres sont enveloppés et le corps recouvert de plusieurs couvertures.

L'exploration de la vessie par le rectum démontre qu'elle est complètement vide de liquide et de matière calculeuse; une pression modérée avec la main donne lieu à une manifestation de douleur. Aucun fragment n'est reconnu engagé dans l'urèthre.

Dans le courant de la journée, breuvages mucilagineux à la graine de lin, toutes les heures, alternativement avec les eaux blanches; l'animal prend avec beaucoup d'appétit une poignée de foin qu'on lui donne de temps en temps.

A une heure et à quatre heures et demie, un lavement.

A sept heures et demie, l'animal prend 3 grammes de sulfate de quinine et 1 litre d'une infusion chaude de 100 grammes de salsepareille; on lui administre deux lavements. Quelque temps après, on lui donne un mélange de farine d'orge et de miel.

A huit heures et demie, nouveau breuvage de salsepareille; 64 pulsations et 8 respirations; le cheval mange un peu de son frisé.

Le 24, à huit heures et à dix heures, 50 pulsations seulement; elles sont peu sensibles; le pouls est très-faible et l'artère se déprime facilement sous les doigts; 10 respirations; la conjonctive est un peu rouge; les paupières recouvrent presque entièrement les yeux, qui semblent un peu ternes; cependant la vue est conservée. L'appétit est toujours le même et la région des reins est d'une grande sensibilité. La bouche est moins chaude et moins sèche que la veille, les excréments sont mous, et l'urine recueillie est claire : elle donne une réaction alcaline sur le papier de tournesol. Ce fluide est donc normal.

La peau a recouvré une bonne chaleur; les oreilles sont assez chaudes ainsi que les extrémités des membres; l'animal a reposé toute la nuit; en somme, il y a du mieux; la faiblesse du pouls pouvant être attribuée légitimement à l'action du sulfate de quinine.

Prescription : Sulfate de quinine, 5 grammes; racine de salsepareille, 100 grammes en infusion dans un litre d'eau; cataplasmes sur les reins et deux lavements.

Dans le courant de la journée, le malade prend du miel, mange 4 litres de farine d'orge mouillée et quelques poignées de foin, qu'on lui présente de temps à autre.

Au matin, on lui fait prendre l'infusion de salsepareille en deux fois, à une heure d'intervalle.

A midi, breuvage d'un demi-litre d'eau de guimauve, et le soir autant; puis, toutes les heures, on présente de l'eau blanche à l'animal, qui en boit un peu à chaque fois.

A huit heures du soir, le cheval prend 2 grammes de sulfate de quinine dans une solution gommée; les pulsations, moins faibles qu'au matin, donnent le chiffre normal de 42 à la minute, et les mouvements respiratoires s'exécutent neuf fois dans le même temps.

Aujourd'hui, il y a eu moins de tristesse que les jours précédents; les extrémités ont toujours été chaudes, les crins s'arrachent plus difficilement; somme toute, l'animal est bien.

Le 25, le malade a mangé cette nuit une demi-botte de paille; à minuit, le pouls était à 40 et la respiration était également normale.

Ce matin, le pouls a baissé de 2 pulsations, son état est satisfaisant; il en est de même de la respiration; les conjonctives offrent une couleur rose normale, de même que la bouche, qui n'est plus sèche et chaude.

Les paupières sont relevées et les yeux ont tout leur brillant ordinaire; l'appétit est excellent et les fécès sont molles; l'urine s'écoule en grande partie par la plaie de l'urétrotomie. A part ceci, l'animal, gai maintenant, présente tous les signes de la santé; hors l'émission des urines, toutes les fonctions s'exécutent normalement; aussi, dès à présent, peut-on le considérer comme sauvé.

Prescription : 4 grammes de sulfate de quinine, quelques breuvages mucilagineux, gommés et miellés, un lavement à l'eau de graine de lin, application de cérat simple à la face interne des cuisses pour éviter l'excoriation de la peau par le contact incessant de l'urine.

Mâches, foin et paille en petite quantité, barbotage toutes les heures.

A huit heures, le cheval prend 2 grammes de sulfate de quinine; la circulation s'exécute normalement, ainsi que les autres fonctions; l'animal a été gai toute la journée, regardant tout ce qui se passait autour de lui, lorsque l'appétit n'attirait pas son attention vers la crèche.

La quantité d'urine, écoulée par l'ouverture naturelle du canal de l'urètre pendant la journée, est de 15 décilitres.

Le 26, le convalescent va de mieux en mieux; il n'y a plus maintenant qu'à attendre la cicatrisation de la plaie située au-dessous de l'anus.

Lorsque l'animal urine, la verge sort de son fourreau et s'allonge, ce qui n'existait pas avant l'opération ; alors les urines s'écoulaient toujours dans le fourreau.

Prescription : Le matin, 2 grammes 1/2 de sulfate de quinine; breuvages mucilagineux dans la journée. Le soir. 2 grammes 1/2 de sulfate de quinine.

Le cheval n'appétant pas beaucoup les mâches, est mis à la demi-ration ordinaire, consistant en avoine, farine d'orge, foin et paille, le tout en petite quantité, et barbotage.

Le 27, au matin, toujours à jeun, 2 grammes de sulfate de quinine, et, le soir, même dose; même état général, même nourriture, soins de propreté et application de cérat aux cuisses.

Le 28, 3 grammes de sulfate de quinine en deux doses; promenade d'une demi-heure au soleil. L'urine, qui est alcaline et ne contient aucun dépôt, entraîne, par la fistule urinaire, une quantité assez notable de mucosités et de pus.

Le 29, 2 grammes de sulfate de quinine en deux doses : un gramme le matin et un gramme le soir.

Le 30, un gramme de sulfate de quinine; nouvelle application de cérat.

Le 31, on cesse tout traitement général; soins de propreté à la face interne des cuisses.

Le 1er février, la vessie qui, depuis si longtemps, est dans un état de contraction, de rétraction presque absolue, et dont les fibres charnues sont épaissies, hypertrophiées, ce qui est ordinaire dans cette affection, contient une très-petite quantité d'urine, dont l'écoulement a lieu par conséquent, très-souvent et en grande partie au-dessous de l'anus.

Malgré le cérat, l'urine a produit une grande irritation à la face interne de la cuisse droite, qui se dépile complètement. On tanne, pour ainsi dire, la peau de cette partie par des lotions répétées d'une décoction d'écorce de chêne et de noix de galle.

Du 2 au 6 février, continuation des lotions astringentes; on touche les bords de la fistule urinaire avec la teinture d'aloès.

Le 7, on abandonne le traitement local, attendu que la fistule est de beaucoup rétrécie et que les urines s'écoulent presque en totalité par les voies normales.

A partir d'aujourd'hui, promenade d'une heure tous les jours.

Le 12, depuis quelques jours les urines sont très-abondantes et l'animal maigrit; il a peu d'appétit, mais la soif est inextinguible. L'animal est atteint du diabète (vulgairement *pisse*); on lui fait prendre par jour 60 grammes de carbonate de chaux dans ses boissons.

Le 13, les urines sont analysées : avec l'oxalate d'ammoniaque, il y a formation d'un léger dépôt calcaire, donc sels de chaux en petite quantité; avec l'acide azotique et la chaleur, point de précipité albumineux, donc il n'y a pas albuminurie; enfin, la potasse caustique, projetée dans l'urine chauffée, n'a point déterminé une coloration violet foncé, donc le diabète n'est pas sucré.

Le 14, l'animal se campe et urine très-souvent; la litière et le sol sont continuellement mouillés.

Le 15, la quantité d'urine écoulée dans la journée est moins grande que les jours précédents. La fistule est presque occluse; elle ne laisse plus passer que quelques gouttes d'urine.

Le 17, les émissions urinaires sont bien moins fréquentes; la soif ardente est éteinte; le diabète cesse.

Le 18, la bête a maigri depuis qu'elle a été atteinte du diabète; mais aujourd'hui tout dérangement dans les fonctions urinaires a disparu; les urines sont en quantité et en qualité normales. On cesse l'administration du carbonate de chaux. Le cheval est mis à la ration entière et l'embonpoint va renaître.

Le 21, juste un mois après l'opération, la fistule urinaire est parfaitement cicatrisée; le poil repousse à la face interne des cuisses; toutes les fonctions s'exécutent d'une manière régulière chez ce cheval, qui, maintenant, présentant tous les signes de la santé, peut être rendu à son propriétaire.

Le 22, l'animal quitte l'École en parfaite santé.

IV

APPAREIL POUR LE REDRESSEMENT D'UN FÉMUR VICIEUSEMENT CONSOLIDÉ.

Fracture oblique de la cuisse droite : Chute à la fin du traitement, — Flexion de la cuisse à l'endroit du cal, avec un raccourcissement d'environ trois pouces.

Mademoiselle L....., habitant Compiègne, convalescente d'une fracture oblique du fémur droit, malgré mes représentations, avait toujours conservé, pour s'aider dans la progression, une canne dont le bout était en fer.

Le 22 janvier 1820, s'étant baissée pour ramasser quelque chose, le bout de cette canne, sur laquelle elle s'appuyait ensuite pour se relever, vint à glisser sur le parquet : l'effort qu'elle fit pour éviter la chute et reporter le centre de gravité du corps sur le côté gauche fut tel, que le cal céda à l'action musculaire, et les fragments, d'après leur plan oblique, se déjetèrent de manière à former un angle très saillant en-dehors. La douleur que la malade éprouva fut tellement vive, qu'elle lui arracha un cri violent et la fit changer plusieurs fois de couleur : elle s'assit un instant, et cette douleur ne tarda pas à cesser tout à fait.

Le courage, que mademoiselle L..... avait montré pendant le traitement de la fracture, ne se démentit point encore. Dans la crainte d'affliger sa mère, à qui elle cacha son état pendant deux jours, elle continua à marcher à l'aide de son béquillon, en s'appuyant sur la pointe du pied droit; enfin, le troisième jour, elle me fit appeler. Lorsque j'arrivai près d'elle, je la trouvai debout, n'éprouvant pas même la moindre douleur en marchant. Frappé de la grande difformité du membre, je l'engageai à se mettre au lit, et j'observai ensuite les phénomènes suivants : 1° Les épines antérieure et supérieure des os des îles étant sur un même plan, les extrémités inférieures rapprochées l'une de l'autre, la malléole interne du pied droit était de trois pouces et quelques lignes au-dessus de celle du pied gauche; 2° La cuisse droite fortement arquée en dedans, offrait à la partie supérieure externe une saillie considérable, et à la face interne, à la même hauteur, une dépression plus marquée encore; 3° Une assez grande solidité du cal.

Je fus, je l'avoue, vivement affecté de voir le fruit de quatre mois et demi de soins ainsi perdu, et de la crainte que mademoiselle L..... ne fût obligée de se servir d'une canne toute sa vie. La réflexion ne tarda cependant pas à ranimer mes espérances. Puisque le cal, me suis-je dit, a cédé, pour qu'un raccourcissement du membre s'opérât, il peut céder encore pour que ce même membre, par des moyens convenables, puisse être ramené plus ou moins à sa rectitude naturelle. Je proposai à cet effet de replacer l'appareil à extension continue, modifié de manière à ce qu'on pût exercer les trois modes d'action suivants, concourant au même but : d'abord agir sur la cuisse comme avec un levier du premier genre, le point d'appui se trouvant sur l'attelle externe; ensuite comme avec un levier du troisième genre, le point d'appui précédent devenant puissance; et enfin sur les extrémités de l'arc osseux, de manière à le redresser. Les modifications nécessaires pour parvenir à ce but consistaient: 1° A remplacer, par une autre attelle plus longue et plus épaisse, l'attelle externe de l'appareil à extension continue, employée la première fois; 2° A fixer sur cette même attelle la première partie du tourniquet de *Petit*, pour agir directement sur la convexité de l'arc osseux : ce tourniquet était destiné à former le point d'appui dans le levier du premier genre, et la puissance dans celui du troisième; 3° A remplacer la traverse du premier appareil par une autre, ayant une vis garnie d'un anneau mobile, et au moyen de laquelle le lac à extension pût être progressivement tendu; 4° Et dans un bandage de corps qui maintînt l'extrémité supérieure de l'attelle appliquée sur la hanche.

Ne voulant cependant pas, dans cette circonstance extraordinaire, m'en rapporter à moi seul, et désirant m'éclairer des conseils de professeurs justement célèbres dont j'avais écouté les savantes leçons et suivi la pratique, il fut décidé que j'accompagnerais à Paris mademoiselle L..... et madame sa mère. Le soir, j'appliquai comme moyen contentif l'appareil de la fracture simple de la cuisse, et quoiqu'il fit bien froid, nous partîmes dans la nuit. Notre voyage n'offrit rien de particulier, si ce n'est que, pendant la première poste, la malade éprouva une douleur très-vive dans la cuisse, et qui cependant finit par se calmer.

Le 25, jour de notre arrivée, je réunis le soir en consultation MM. les professeurs *Dubois* et *Boyer*. Ces deux célèbres praticiens regardèrent comme extrêmement fâcheux l'accident de mademoiselle L..... dont ils n'avaient encore vu aucun exemple à une époque aussi avancée, et pensèrent qu'il était plus sage d'abandonner à la nature la consolidation du cal tel qu'il était, que de chercher à redresser le membre ; ils consentirent cependant, et particulièrement M. *Dubois*, à ce que j'appliquasse l'appareil à extension continue, modifié comme je l'ai dit.

Madame L....., désirant encore réunir d'autres avis, j'appelai en consultation, le lendemain 26, le père de la chirurgie militaire, M. le professeur *Percy*, et M. le professeur *Dupuytren*. Ces deux messieurs, ainsi que leurs collègues consultés la veille, regardèrent aussi comme très-grave cet accident dont ils ne connaissaient également aucun exemple, et répétèrent à madame L..... ce que je lui avait dis à Compiègne; que, puisque le cal avait cédé pour qu'un raccourcissement du membre s'opérât, il pouvait céder encore, à l'aide de moyens convenables, pour que ce même membre fût ramené plus ou moins à son état primitif; mais qu'il ne faillait cependant pas s'attendre à ce qu'il recouvrât parfaitement sa longueur naturelle. Ils proposèrent un appareil à peu près semblable à celui que j'avais proposé moi-même, et donnèrent cependant la préférence au mien, en remplaçant le bandage de corps par une ceinture à courroies, qui pût être progressivement resserrée.

Le même jour, sur la première partie du tourniquet de *Petit*, qu'on sait être composée de deux plaques mobiles l'une sur l'autre, au moyen d'une vis en T et de deux branches conductrices, je fis fixer une plaque ovale en fer battu, de cinq pouces de long sur quatre de large, concave dans ce dernier sens pour s'accommoder à la forme de la cuisse. Cette vis de pression ainsi disposée, je la portai à mon ancien maître, M. le professeur *Dubois*, qui l'approuva beaucoup, et me fit espérer que le succès couronnerait mon entreprise.

Le même soir 27, je réappliquai l'appareil, que j'avais appliqué lors de notre départ de Compiègne pour Paris, et nous partîmes le lendemain.

Ce voyage fut suivi d'une circonstance bien remarquable, l'allongement du membre d'environ huit lignes. Ce furent les deux attelles internes et externes en bois de hêtre qui, formant un arc semblable à celui du fémur, aidées dans leur action par la secousse de la voiture, opérèrent par leur élasticité le redressement de la cuisse, sur laquelle elles étaient fortement fixées.

Arrivé à Compiègne, je m'occupai à préparer l'appareil extensif, consistant dans les objets suivant : 1° Une attelle externe en bois de hêtre, de trois pieds et demi de long, s'étendant depuis deux travers de doigt au-dessus de la hanche jusqu'à environ huit pouces au-delà du pied, de trois pouces de large et d'un pouce d'épaisseur dans sa moitié supérieure, qui diminuait ensuite progressivement vers son extrémité inférieure, où elle était réduite à deux lignes ; elle présentait à son extrémité supérieure une échancrure et une mortaise transversales, pour fixer le lac à extension; à un pied au-dessous, trois ouvertures, deux latérales circulaires, et une moyenne longitudinale, pour fixer la vis de pression ; à quatre pouces au-dessous de celle-ci, deux mortaises longitudinales destinées à fixer le point d'appui de l'attelle interne, et enfin, à son extrémité inférieure, une mortaise d'un pouce carré, destinée à recevoir l'extrémité de la traverse; 2° Une attelle interne s'étendant de la partie supérieure interne de la cuisse, jusqu'au-dessous du pied, de deux lignes d'épaisseur dans toute son étendue, de même largeur que la précédente, et offrant comme elle aux extrémités une échancrure et deux mortaises; 3° Une traverse s'engageant dans les mortaises des extrémités inférieures des attelles, et dont la partie moyenne plus large était traversée d'une vis également en bois de hêtre, destinée à l'extension graduelle : cette vis, de six pouces de longueur et de dix lignes de diamètre, était garnie à l'une de ses extrémités d'un anneau en fer et à pivot, destiné à fixer le lac placé sur la jambe et le pied; l'autre extrémité était aplatie, de manière à ce qu'on pût la tourner facilement; 4° Une petite attelle d'un pied de long, pour être placée sur la partie antérieure de la cuisse; 5° Trois compresses graduées et plusieurs compresses longuettes; 6° Deux morceaux de toile d'une demi-aune, pliés en cravates, pour lacs d'extension et de contre-extension continues; 7° D'un large ruban de fil de trois pieds de long, pour fixer l'attelle interne sur l'externe; 8° Une bande roulée de dix aunes pour envelopper tout le membre, et des bandelettes pour les orteils; 9° Enfin sept rubans de fil de deux doigts de largeur, assez longs pour faire le tour et demi du membre et de l'appareil.

Tous ces objets étant disposés sur une table, je procédai à l'application de cet appareil. La malade était, comme la première fois, sur un lit sans dossier, dont le fond ne pouvait céder sous le poids du corps; elle n'avait sous elle que deux matelas en crin et un simple traversin. 1° J'entourai chaque orteil d'une bandelette et appliquai la bande roulée sur toute l'étendue du membre; 2° Je passai sur la cuisse le lac de contre-extension, destiné à fixer sur l'ischion le point d'appui de l'attelle externe; 3° J'appliquai la plus longue attelle sur la face externe du membre, de manière à ce que la vis de pression se trouvât parfaitement à la hauteur du lieu sur lequel elle devait agir; je fixai ensuite le lac précédent sur son extrémité supérieure, au moyen de l'échancrure et de la mortaise qui y étaient pratiquées; 4° je plaçai l'attelle interne en dedans de la cuisse, et la fixai aussi sur l'externe, au moyen du ruban de fil dont j'ai parlé et des mortaises longitudinales pratiquées à cet effet; 5° Je plaçai, sur la partie inférieure de la jambe, en le faisant croiser sur le coude-pied, le lac destiné à l'extension; 6° J'engageai la traverse dans les mortaises inférieures des attelles, et fixai sur la boucle, placée à l'une des extrémités de la vis qui la traversait, les bouts du lac à extension; 7° Je plaçai la première compresse graduée sous la vis de pression, pour empêcher qu'elle ne déterminât des escharres gangreneuses sur la cuisse; j'interposai la seconde compresse entre l'extrémité supérieure de l'attelle interne et la cuisse, et la troisième entre cette même attelle et la face interne du genou; ensuite je fis maintenir le tout par un aide; 8° Je glissai, sous la portion antérieure du ruban de fil qui fixe l'attelle interne sur l'externe, la petite attelle et deux compresses longuettes destinées à être placées au-devant de la cuisse; 9° Je tendis fortement les lacs d'extension et de contre-extension : pour y procéder, je passai les deux premiers doigts de la main gauche dans l'anse formée au-dessous du pied par le lac inférieur, et appuyai fortement le pouce de la même main sur la traverse, pendant que de la droite je serrais la vis d'extension jusqu'à ce que la malade me priât de cesser ; 10° Je passai sous le membre les sept liens circulaires, que je fixai dans l'ordre suivant : deux sur le genou, deux au-dessus de la vis de pression, deux au-dessous, et le dernier sur la partie inférieure de la jambe ; 11° Je passai sous le bassin la ceinture, à laquelle j'avais fait coudre un sous-cuisse du côté gauche, et à droite une lanière de cuir pour la fixer sur l'attelle ; puis, après avoir écarté le membre malade de celui du côté opposé, de manière à rapprocher de la hanche l'extrémité supérieure de l'attelle externe, je serrai médiocrement cette ceinture, qui se trouva fortement tendue, lorsque le membre droit fut ramené à côté de l'autre.

La pression exercée par le tourniquet sur la convexité de l'arc osseux était si considérable, que, pendant une heure, la malade éprouva des douleurs extrêmement vives, accompagnées de spasmes, et qui cédèrent cependant à trois pilules calmantes d'extrait de jusquiame et d'opium, prises dans l'espace d'une heure.

Le deuxième jour, je resserrai le lac à extension, la ceinture, les liens circulaires, surtout ceux du genou, et fis faire un demi-tour à la vis de pression.

Tout le temps de l'application de l'appareil, mademoiselle L...., toujours très-courageuse, tournait elle-même, plusieurs fois le jour, la vis du tourniquet jusqu'à ce que la douleur l'empêchât de continuer.

Le ventre fut tenu libre au moyen de lavements d'eau miellée, et lorsque la malade était obligée de faire quelques mouvements, les personnes qui l'entouraient avaient soin de tendre, autant que possible, le lac d'extension.

Le huitième jour, à la levée du premier appareil, le raccourcissement n'était plus que d'un pouce.

Le seizième jour, à la levée du second, il était réduit à quatre lignes.

Le vingt-deuxième jour, le membre droit avait exactement la même longueur que celui du côté opposé; seulement il était d'un quart moins volumineux. Comme il n'existait plus alors qu'une légère dépression, à la partie antérieure de la cuisse, au-dessous du fragment supérieur, et une autre semblable à la partie postérieure, au-dessus du fragment inférieur, résultat de leur écartement, je supprimai la vis de pression, la ceinture, et réduisis ainsi cet appareil, que la malade garda encore vingt-quatre jours, à un agent, la simple extension continue.

Le 14 mars, le cal me paraissant avoir une solidité convenable pour ne pas faire craindre un nouveau déplacement, je remplaçai l'appareil précédent par celui de la fracture transversale de l'os de la cuisse.

Le soixantième jour de son nouvel accident, mademoiselle L....... commença de nouveau à marcher à l'aide de béquilles, qu'elle a encore conservées pendant deux mois.

Aujourd'hui, 25 juin 1820, mademoiselle L....... marche parfaitement, sans aucune espèce de soutien. La cuisse droite, ayant toujours été entourée de la bande roulée et des trois attelles, est d'un tiers moins volumineuse que celle du côté opposé, mais elle est exactement de la même longueur, et tout porte à croire qu'elle reprendra son embonpoint primitif.

Réflexion. — Comme dans toutes les fractures du corps du fémur, et en particulier dans celles en bec de flûte, c'est à l'usage bien combiné de la compression des muscles et de l'extension qu'est dû le succès de la méthode employée : l'appareil de *Desault*, perfectionné par M. le professeur *Dupuytren*, remplissant parfaitement ces deux indications, est comme on l'aura remarqué, celui dont je me suis servi. Dans l'application de cet appareil, et chaque fois que j'étais obligé de resserrer le lac à extension placé sur le pied, pour éviter que la forme pyramidale du membre ne s'opposât à ce que l'action extensive s'étendît jusqu'à la fracture, et, pour que la pression de ce lac ne déterminât pas d'escharres gangreneuses sur le lieu où il était appliqué, j'eus l'attention de ne fixer les liens circulaires qu'après m'être assuré que, le bassin étant droit, les rotules et les malléoles étaient exactement sur le même plan. Je remplaçai les bandes et les coussins, employés ordinairement à l'extension et à la contre-extension, par deux compresses carrées pliées en cravates, et de manière à ce que leur plus long bord se trouvât placé directement sur le milieu. Je donnai la préférence à ces espèces de lacs, parce qu'ils agissent sur une large surface, qu'ils compriment d'une manière graduée, un peu plus à leur milieu qu'à leurs bords, ne se dérangent pas lorsqu'ils ont bien appliqués, et exposent moins, par conséquent, aux escharres gangreneuses les parties qu'ils compriment.

Pour redresser la cuisse pliée à l'endroit du cal, j'employai l'appareil à extension continue, modifié comme je l'ai dit plus haut.

Ce dernier appareil, en supprimant la vis de pression, ne convient-il pas parfaitement dans toutes les fractures obliques du fémur et dans celles du col de cet os? Ne réunit-il pas aux avantages qu'offre l'appareil de M. le professeur *Dupuytren* ceux de l'attelle extensive de M. le professeur *Boyer*, l'extension graduelle, avec cette différence, que les forces employées peuvent êtres exactement appréciées, puisque ce sont celles de la nature vivante?

La vis à extension, si l'on se trouvait dans un endroit où il n'y eût pas de tourneur qui pût la faire en bois, peut très-bien être remplacée par une autre vis en fer, avec un écrou qui s'enclaverait sur la traverse en bois; on l'y fixerait avec deux clous. On pourrait encore, comme j'en avais d'abord eu l'intention, faire faire l'une et l'autre en fer.

Conclusion. — Il ressort de l'observation précédente : 1° que, toutes les fois qu'après le temps employé ordinairement par la nature à la consolidation des fractures, il existera un renflement ou bourrelet autour des fragments, quelle que soit même l'époque du travail de consolidation, on devra toujours user de précaution, si l'on ne veut pas être exposé à voir se renouveler l'accident qui fait le sujet de cette observation; 2° que, malgré même l'apparence de la santé la plus parfaite, il peut exister chez le sujet une disposition particulière qui s'oppose à la prompte consolidation du cal; 3° que, si le membre vient à se fléchir au lieu de la fracture, quelle que soit l'époque à laquelle survienne cet accident, il peut être graduellement redressé.

V

APPAREIL POUR LE TRAITEMENT DES FRACTURES DE LA CLAVICULE.

L'appareil, dont je vais parler et que j'ai eu l'honneur de soumettre au jugement de l'Académie des sciences, me paraît avoir plusieurs avantages sur le bandage de Desault, qui est encore celui qu'on emploie le plus généralement. Il est plus simple : il s'applique beaucoup plus aisément; et, lorsque l'une des pièces qui le composent vient à se relâcher, on la resserre promptement et très-facilement, laissant parfaitement libre la peau, dans le point correspondant à la fracture. Il permet, au malade et à ceux qui l'entourent, de reconnaître le moindre déplacement aussitôt qu'il s'effectue : en cas de plaie, il donne toute facilité pour appliquer les pansements que la lésion pourrait exiger, si elle était compliquée de contusion, ecchymose, gonflement, plaie, etc.

Quelque grands qu'aient été les perfectionnements apportés par Desault et ses successeurs à la contention de la fracture de la clavicule, ramenée, grâce à l'illustre chirurgien français, aux véritables conditions d'un traitement rationnel, on ne peut méconnaître que son bandage, tel qu'il l'a décrit et qu'il a été modifié plus ou moins heureusement depuis, n'échappe pas à de graves reproches. C'est ainsi que les doloires, par lesquels il assujétit le bras du côté lésé, converti en levier dont le point d'appui est la pelotte ou *coussin axillaire*, sont d'une application longue, constituent une cuirasse compliquée, dure, douloureuse, d'une tolérance difficile pour les parties molles du thorax, chez les femmes surtout, à cause du relief des seins : de plus, ces tours de bande superposés se déplacent avec la plus grande facilité, pendant les mouvements inconscients du sommeil, si bien qu'il faut rétablir le pansement, tous les matins, ce qui ne se fait pas sans imprimer, à l'humérus et subsidiairement à la clavicule brisée, des déplacements dommageables au repos ainsi qu'à la bonne consolidation des fragments.

Je crois avoir rémédié à ces inconvénients, en réduisant mon appareil à trois pièces : 1° Un coussin *axillaire*, assujéti par deux cordons, un antérieur et un postérieur, dont les extrémités vont se croiser et se fixer sur l'épaule saine ; 2° Une pièce de toile, ou *ceinture* thoracique, dont la largeur est calculée sur la hauteur de l'humérus, modérément serrée et arrêtée par des épingles ou des points de suture ; 3° Une *écharpe ordinaire*, pour soutenir l'avant-bras, depuis le coude jusqu'au poignet, et du même coup l'humérus, dont il importe de neutraliser le poids vis-à-vis de l'extrémité acromiale de la clavicule, laissant ainsi à découvert toutes les parties dont on doit surveiller l'attitude pendant la durée du traitement.

Comme exemple des résultats obtenus par ce mode de déligation, je citerai le cas d'un jeune enfant, sur lequel j'ai appliqué, en 1847, le bandage au moyen duquel j'avais déjà obtenu neuf guérisons, sans difformité. (Cet enfant a été soumis à l'examen d'une commission de l'Institut.)

Je dois d'ailleurs faire une remarque importante pour le succès définitif. Comme, après la réunion des fragments, le cal est longtemps avant d'avoir acquis son entière dureté, il faut, lorsqu'on a enlevé l'appareil, éviter toute pression ou tout effort qui tendrait à faire fléchir l'os. L'observation suivante montrera combien cette précaution est indispensable.

Un tambour de la 6e légion de la garde nationale de Paris s'était fracturé le corps de la clavicule droite, en tombant d'un lieu élevé. Il fut complètement guéri, sans la moindre déviation, par l'application de mon bandage, il y a cinq ans. La guérison a été constatée, en présence de la Société de médecine pratique, par M. Guersant fils, qui eut de la peine à reconnaître de quel côté la fracture avait eu lieu, la consolidation s'étant effectuée sans aucune difformité. Cet homme ayant repris son service journalier au bout de cinq semaines, peu à peu le poids de sa caisse et celui de son sabre suspendus au fourniment, et l'action de battre du tambour, ont déterminé une dépression très-marquée à l'endroit du cal, dépression que je constatai à mon grand étonnement.

Une cause différente, agissant instantanément, peut aussi faire perdre à l'os, qui a été le siège d'une fracture, sa rectitude naturelle ; mais la flexibilité du cal, qui a permis le déplacement angulaire des fragments, permet aussi de les ramener à leur position normale. J'invoquerai, à l'appui de cette assertion, le fait suivant :

Un enfant de douze ans, qui, onze mois auparavant, avait eu l'avant-bras fracturé à sa partie moyenne, tombe sur les mains en courant; il en résulte une flexion, à angle droit et en arrière, des os *radius* et *cubitus*. Appelé immédiatement après l'accident, j'opère le redressement des deux os, en employant une force considérable et en procédant de la sorte : j'appuie le sommet de l'angle sur mon genou droit, puis, saisissant de chaque main une extrémité de l'avant-bras, je lui rends peu à peu sa rectitude naturelle. J'applique ensuite le bandage des fractures de l'avant-bras, dans la crainte qu'une nouvelle cause extérieure ne produise de nouveau la courbure des os. Au bout d'un mois, l'enfant reprit l'usage de ce membre, qui ne présentait pas la moindre difformité, lorsque je le vis pour la dernière fois.

VI

DE L'EMPLOI DES CATAPLASMES A L'INTÉRIEUR

DANS LE TRAITEMENT DE CERTAINES AFFECTIONS DES ORGANES GÉNITO-URINAIRES OU DU RECTUM, ET

DES INJECTIONS UTÉRINES

CONTRE LA MÉTRITE PUERPÉRALE.

Les bons effets, que l'on obtient journellement des applications locales, faites à l'extérieur, dans certains états pathologiques; ceux que l'on retire de l'action topique des substances adoucissantes et nutritives, introduites dans l'estomac lorsque cet organe est enflammé : *action topique* très-importante, qui mérite, de la part du médecin, plus d'attention qu'on ne lui en a accordé jusqu'à présent, nous ont naturellement inspiré l'idée de porter des cataplasmes de nature et de consistance variables suivant l'indication, sur la membrane muqueuse qui tapisse la partie inférieure du tube digestif, et sur celle du canal vulvo-utérin. Les résultats avantageux que nous en avons constamment obtenus, depuis tant d'années que nous avons commencé à mettre en usage ce genre de traitement, ceux qu'un assez grand nombre de confrères, à qui nous l'avons indiqué, en ont obtenus eux-mêmes, nous déterminent à le signaler de nouveau aux praticiens.

Barthez avait si bien apprécié les avantages qu'on peut retirer des cataplasmes dans le traitement des maladies internes, qu'il s'est plaint vivement de ce que l'on avait abandonné presque exclusivement à la chirurgie ce genre de médication, qui, aujourd'hui, nous rend d'immenses services.

De nombreux renseignements nous l'ont démontré : les succès qu'on obtient des cataplasmes vaginaux et autres topiques, dans certaines inflammations chroniques, avec ou sans ulcérations du col de l'utérus, ont le plus puissamment contribué à faire abandonner l'excision du museau de tanche, dont on a tant abusé dans ces derniers temps, et que nous avons vu pratiquer huit ou neuf fois pour de simples inflammations du col de l'utérus qui, sous l'influence de cataplasmes vaginaux appropriés, eussent été guéries tout aussi promptement, sans compromettre l'existence des malades. Cette périlleuse opération, nous l'espérons, sera bientôt appréciée à sa juste valeur. Cependant, comme il est des cas où l'ablation d'une portion véritablement cancéreuse du col de la matrice doit être tentée, nous rapellerons, en passant, le procédé opératoire que nous avons proposé à cet effet, en 1826, décrit dans les Archives générales de médecine, tome XIII, page 134, et qui consiste *à réséquer sans produire de prolapsus*, mais après l'avoir convenablement séparée du vagin, toute la partie malade.

Il y a si peu d'analogie entre les moyens thérapeutiques employés par les anciens sous la dénomination de pessaires, médication qui depuis longtemps est abandonnée, et les cataplasmes portés dans le vagin et le rectum, que nous croyons devoir nous borner tout simplement à en faire la remarque.

Les cataplasmes vaginaux sont appliqués avec un grand avantage dans les leucorrhées aigües et chroniques ; dans l'inflammation du col de la matrice et certains états pathologiques désignés, trop souvent et le plus ordinairement à tort, sous la dénomination de squirrhe et d'ulcère commençants de l'utérus.

Les cataplasmes portés dans le rectum secondent puissamment l'effet des cataplasmes vaginaux. En outre, ils conviennent particulièrement dans la fissure à l'anus, les hémorrhoïdes internes, l'inflammation de la vessie chez les deux sexes, celles de la prostate et des vésicules séminales de l'homme, de la matrice, des trompes et des ovaires de la femme. De plus, ils ont l'avantage de faciliter la sortie des excréments, en lubréfiant la surface interne du gros intestin inférieur et, en retenant ceux-ci, au-delà de certaines limites, de s'opposer à la compression plus ou moins douloureuse qu'ils exercent sur les parties malades dans les cas précédemment indiqués.

Lorsque les malades font usage de ces cataplasmes, ils en obtiennent ordinairement un prompt soulagement et en continuent volontiers l'emploi jusqu'à leur entier rétablissement, surtout ceux du rectum qui sont d'une application facile. Les cataplasmes sont émollients, narcotiques, astringents ou toniques : suivant l'indication à remplir, on les fait avec de la farine de lin (1), d'orge, la fécule de pommes

(1) Il convient de n'employer que la farine de lin nouvelle, parce que celle

de terre ou des pommes de terre cuites dans les cendres, avec des betteraves, des carottes, des potirons cuits dans la plus petite quantité d'eau possible et qu'on délaye avec une décoction épaisse de racines de guimauve, simple ou rendue narcotique, par l'addition de quelques têtes de pavots, de morelle ou d'une certaine quantité de tiges ou de racines de belladone. On augmente les doses de cette dernière, suivant l'effet qu'elle produit sur la vue. — Les cataplasmes astringents sont faits avec de la farine de riz et de seigle, délayée dans une forte infusion de roses de Provins, une décoction de plantain ou d'écorce de chêne, de bistorte, de tormentille, etc.

Nous n'avons point encore eu occasion d'employer les cataplasmes toniques, qu'on pourrait faire avec un mélange de poudre de quinquina et de farine de riz, délayés dans une décoction de quinquina et de simarouba. Cet espèce de cataplasme me paraît indiqué dans quelques cas de chute du rectum.

On introduit le cataplasme dans le vagin, au moyen d'une seringue de femme, à large canon courbe : on l'y maintient à l'aide d'une petite éponge, à laquelle on donne à peu près la forme d'un pessaire en liège, et au milieu de laquelle on fixe un mince ruban de fil, qui sert à la retirer plus aisément. Le cataplasme doit être assez épais et on ne doit pas en injecter plus de deux cuillerées; autrement il serait difficile à maintenir et fatiguerait la malade.

Beaucoup de femmes font elles-mêmes cette opération, à

qui est vieille renferme une huile plus ou moins rance, qui provoque souvent une irritation douloureuse sur les membranes muqueuses, et cause des coliques, peu après l'introduction du cataplasme dans le rectum.

laquelle on procède de la manière suivante. D'abord on verse le cataplasme tiède dans la seringue, par sa petite ouverture : on y adapte ensuite la canule, puis on pousse le piston jusqu'à ce que le topique en sorte par cette canule. On dépose l'instrument préparé de la sorte sur une table, placée auprès du lit de la malade, ainsi que l'éponge ou obturateur, convenablement imbibés d'une décoction mucilagineuse ou de cataplasme. La femme étant couchée en supination, la tête peu élevée, elle place l'éponge sur la face palmaire de la main gauche, de sorte que le ruban de fil soit maintenu entre les deux dernières phalanges du médius et de l'annulaire ; puis, saisissant la seringue de la main droite, elle en introduit le canon dans le canal vulvo-utérin. Appuyant ensuite doucement l'éponge sur la vulve, au-dessous du canon, de manière à empêcher le cataplasme de sortir, et soutenant ce même canon avec le pouce et l'index, elle pousse le piston jusqu'à ce que tout soit injecté. Après s'être débarrassée de la seringue, elle introduit de champ l'obturateur jusqu'au-dessus de la vulve, puis tirant doucement de la main gauche sur le ruban de fil, au moyen de l'index droit, elle fait exécuter à cet éponge un mouvement de bascule qui la ramène transversalement, de manière à empêcher le cataplasme de sortir : elle se garnit ensuite comme lorsqu'elle a ses règles. Cette opération, qui peut être renouvelée matin et soir, se fait ordinairement en se mettant au lit. Pour retirer l'obturateur, on exerce de légères tractions sur le ruban de fil. Le canal vulvo-utérin, en se contractant, chasse le cataplasme, et quelques injections entraînent le reste. Au bout d'un ou deux jours, lorsque la femme sera parvenue à placer et à maintenir convenablement les cataplasmes, elle les conservera fort aisément pendant toute la nuit et même une partie de la journée. Nous en avons soigné plusieurs qui, tout en les ayant, pouvaient vaquer à leurs occupations habituelles.

Nous faisons souvent porter en même temps des cataplasmes dans le vagin et dans le rectum; alors la malade commence par introduire celui du vagin. Quelquefois les deux topiques sont mis en usage alternativement, particulièrement lorsqu'il y a inflammation de la lèvre postérieure du museau de tanche, avec tuméfaction de la partie supérieure de la cloison recto-vaginale.

Ceux du rectum sont d'une application facile. On les introduit à l'aide d'une seringue ordinaire, dont on élargit un peu le canon avec un corps pointu, une lame de ciseau ou un poinçon. Mais, lorsqu'on doit y avoir recours, il faut préalablement vider l'intestin, par un ou deux lavements simples : si les malades ne peuvent les garder que difficilement, on n'injecte qu'une petite quantité d'abord. S'ils les gardent aisément, on en injecte davantage. Nous avons fait porter souvent la quantité jusqu'à deux verres. Ces cataplasmes, qui doivent être très-liquides, ont cette grande supériorité sur les lavements ordinaires, qu'ils restent dans le rectum, tandis que ceux-ci sont absorbés et passent promptement dans la vessie.

Si la phlegmasie, pour laquelle on a recours à ce mode de traitement, est accompagnée de fièvre, on devra le faire précéder d'émissions sanguines générales ou locales, suivant leur intensité et la force du sujet : saignées qui devront être renouvelées d'après l'indication.

Nous prescrivons fréquemment des bains tièdes généraux et non des bains de siège, parce que ceux-ci favorisent les congestions vers l'utérus et les organes renfermés dans le bassin. Pour augmenter l'action de la peau et produire ainsi une dérivation à l'extérieur, nous conseillons des frictions sèches sur la région lombaire, le sacrum, aux aines, sur l'hypogastre et les cuisses, ainsi que l'usage habituel de la laine.

L'application de vésicatoires ou d'exutoires ne devra pas être négligée, si on a lieu de penser que la maladie est entretenue par la goutte, un rhumatisme, ou est due à la rétrocession d'une dartre. Les femmes, atteintes de phlegmasies chroniques des organes génitaux, s'abstiendront sévèrement de café au lait, qui seul, fort souvent, donne des flueurs blanches à celles qui y sont prédisposées. Elles supprimeront pareillement l'usage du thé, des liqueurs spiritueuses ainsi que du vin pur. Elles ne vivront que d'aliments doux et prendront de préférence des boissons délayantes. Un exercice modéré, à pied ou dans une voiture bien suspendue, est quelquefois convenable ; mais il faut éviter les promenades à âne ou à cheval, à moins que ce ne soit au pas. Elles devront également s'abstenir du coït, et même de tout ce qui pourrait provoquer l'irritation des organes génitaux.

S'il existait, au museau de tanche, une ou plusieurs ulcérations à bords tranchés à pic, présentant l'aspect des ulcères syphilitiques, il faudrait avoir recours aux préparations mercurielles, aux sudorifiques, enfin à un traitement approprié, ainsi que nous l'avons fait, avec un plein succès, chez une femme qui était à la Salpêtrière, division des incurables, et qui, depuis, s'est mariée, étant parfaitement rétablie.

Injections utérines. — Comme, dans le traitement des affections désignées par les noms de métrite, de fièvre puerpérale, etc., nous avons retiré d'immenses avantages des injections portées dans le vagin et la matrice, nous croyons encore devoir conseiller aux praticiens de les diriger vers l'utérus et nous sommes persuadés qu'ils nous en sauront gré, lorsqu'ils les auront employées.

Nous faisons faire ces injections, que nous avions indiquées à un de nos spécialistes fort en renom, qui en avait aussi obtenu de bons effets dans sa pratique, avec une seringue ordinaire à canon droit et une de ces longues canules élastiques, connues sous le nom de *canules à fractures*. On peut encore se servir des appareils perfectionnés, si répandus de nos jours, sous la dénomination de *clysopompes, irrigateurs*, etc.

Jusqu'à présent, nous n'avons fait usage que de l'eau simple ou d'une décoction de racines de guimauve tiède.

On procède à ces injections de la manière suivante : la malade étant couchée sur le dos, après lui avoir placé convenablement, sous le siège, un bassin plat, on introduit, par le vagin, jusque dans l'utérus, la longue canule élastique, en ayant soin de ne pas la courber à angle droit. On maintient doucement les grandes lèvres l'une contre l'autre, de manière à ce que le liquide ne sorte pas trop promptement, puis la seringue étant remplie d'eau et pourvue d'un canon droit qu'on adapte au pavillon de la canule, on injecte lentement le liquide, jusqu'à ce que la cavité de l'utérus et du vagin en soit remplie. On le laisse sortir, au bout de dix minutes, et l'on fait une nouvelle injection.

Si l'on réfléchit que ces bains et ces irrigations internes entraînent les fluides plus ou moins irritants, d'une odeur *sui generis*, qu'un caillot, une portion de placenta, quelques débris des enveloppes du fœtus retiennent dans la matrice, dont la résorption produit ces phlébites utérines si souvent et si promptement mortelles, lorsqu'elles ont acquis une certaine intensité, on en appréciera mieux les avantages, et, par un traitement simple, qui, nous l'espérons, ne tardera pas à être généralement adopté, l'on parviendra, comme nous avons été assez heureux pour le faire nous-même, dans un certain nombre de cas, à triompher de redoutables affections, qui, au début, seront encore aisément amenées à résolution.

Au moyen de ces injections, on calme ordinairement très-rapidement les douleurs utérines, que l'on désigne sous le nom de *tranchées*. Si bien que les femmes qui en ont fait usage, y reviennent souvent, lorsqu'elles demeurent sujettes à ces douleurs.

Pendant l'hiver, et lorsque les femmes sont en sueur, il est important que les injections soient faites tièdes, de manière à éviter l'impression du froid, autrement il pourrait en résulter des accidents fort graves.

Comme nous avons donné des soins à un grand nombre de femmes atteintes de maladies de l'utérus, dont quelques-unes, jugées incurables, ont cependant recouvré une santé parfaite, nous terminerons ce mémoire, en rapportant succinctement quelques faits qui nous paraissent concluants.

OBSERVATIONS

I. Stérilité due à l'inflammation chronique du col de la matrice.

Mme X..., d'une faible complexion, mariée à seize ans après avoir été réglée une seule fois, devint mère vers le milieu de sa dix-septième année. Sa couche fut laborieuse et n'eut lieu qu'après plusieurs jours de souffrances. Il lui resta depuis lors des douleurs, dans la région de l'utérus, qui devenaient plus vives à l'époque des règles, avec pesanteur sur le siège et tiraillements dans les aines : elle avait un écoulement leucorrhéique habituel, le col de l'utérus était tuméfié et douloureux au toucher.

Mme X..., ayant perdu son enfant à l'âge de deux ans, eût le désir d'en avoir un autre, mais l'inflammation du col de la matrice s'y opposait, le museau de tanche était tellement tuméfié que le sang des règles y développait de la douleur en le franchissant, ce qui, par conséquent, explique la difficulté de la conception.

Après avoir employé sans succès les injections, les bains de siège, le repos complet, les dérivatifs sur le tube digestif, je proposai, en juillet 1823, à Mme X..., l'usage de cataplasmes de farine de lin bien fraîche et d'eau de guimauve, qui furent introduits et maintenus sur l'organe malade. La menstruation suivante, qui eut lieu au bont de quinze jours, fut beaucoup moins douloureuse que de coutume : lorsque les règles furent passées, Mme X... reprit l'usage des cataplasmes, qu'elle gardait toutes les nuits, mais on les faisait alors avec partie égale de farine de seigle et de lin :

douze jours après, on remplaça l'eau de guimauve par de l'eau de sureau : le matin, lorsque l'éponge et le cataplasme étaient retirés, quelques injections furent faites, avec la décoction dont on se sert pour délayer le cataplasme, afin d'entraîner le reste.

La menstruation suivante n'est plus précédée ni accompagnée de douleurs. Les flueurs blanches sont à peine sensibles, et, lorsque les règles sont finies, Mme X... devient enceinte après une quarantaine de jours de traitement.

Après sa couche, qui fut très-heureuse et que je terminai, dans l'intention d'opérer une révulsion vers les seins, Mme X..., d'après nos conseils, allaita un petit chien pendant trois semaines, et sa santé était parfaite au bout d'un mois.

Le dernier enfant étant mort en nourrice à un mois et demi, Mme X... devint grosse de nouveau, presque immédiatement après : pendant sa couche, qui n'a rien offert de particulier, elle s'est conduite comme précédemment. Son enfant, qui a près de sept ans, jouit d'une santé parfaite, et Mme X..., qui, depuis cette couche, en a eu deux autres très-heureuses, dans lesquelles elles s'est conduite de même, c'est-à-dire a, chaque fois, allaité un chien, aujourd'hui se porte très-bien, quoique son dernier accouchement ne date que de deux mois.

Mme X..., ayant une goutte vague, qui souvent se portait sur l'utérus, et sa mère ayant une maladie de l'ovaire droit, nous l'avons déterminée à se faire mettre un cautère à la cuisse gauche et à porter de la laine habituellement, ce dont elle se trouve parfaitement; elle pourra s'en débarrasser bientôt.

II. Affection considérée par le professeur Chaussier, comme un squirre de l'utérus.

Mme S..., sage-femme, d'une complexion sanguine et nerveuse, que Chaussier avait soignée pour un état squirreux du col de l'utérus, à laquelle il avait fait prendre un assez grand nombre de pilules de ciguë, et qui me fut adressée par mon ami le docteur Montcourrier, était dans l'état suivant, lorsqu'elle vint réclamer mes soins.

Menstruation irrégulière, leucorrhée habituelle, douleur lancinante dans la matrice, pesanteur dans la région lombaire, tiraillements dans les aines, col de l'utérus du volume d'un œuf de poule, bosselé, douloureux au toucher, corps de la matrice ayant deux fois son volume normal. Examinée au speculum, le museau de tanche est d'un rouge vif sur la lèvre antérieure qui, par places, est moins colorée et comme rugueuse, lèvre postérieure assez lisse et moins rouge que la lèvre antérieure : la commissure droite présente une cicatrice, qui est le résultat d'une couche qui a eu lieu quatre ans auparavant.

Les cataplasmes vaginaux, émollients, puis légèrement astringents, deux applications de quinze sangsues au museau de tanche, 150 ou 200 grammes de pommade avec l'axonge et 1 gramme de proto-iodure de mercure pour commencer, puis 4 grammes, sur 30 d'axonge, qu'on rend calmante par l'addition de 8 grammes d'extrait de belladone, la tisane de saponaire, le tout continué pendant dix mois, assez irrégulièrement, ont enfin amené la guérison. Depuis qu'elle a réclamé mes soins, Mme S... n'a pas quitté l'usage habituel de la laine, qui lui avait été prescrit par Chaussier.

Les règles viennent exactement : elle a eu un enfant et jouit d'une bonne santé.

III. Affection squirreuse du col de l'utérus, avec ulcère superficiel à la commissure droite.

La femme d'un négociant de la rue Saint-Denis, Mme X., à qui un médecin fort distingué avait donné des soins pendant assez longtemps, n'éprouvant aucune amélioration dans son état, vint réclamer mes conseils. Elle souffrait cruellement, depuis huit années, à la matrice, et l'acte de la copulation était toujours plus ou moins douloureux ; il existait alors, au coté droit du museau de tanche, un ulcère de la largeur d'une pièce d'un franc, avec commencement de dégénérescence carcinomateuse. Le col de l'utérus était rouge par places, dur, bosselé ; la malade y éprouvait fréquemment des élancements, en outre elle se plaignait de pesanteurs sur le siège et dans la région lombaire, de tiraillements dans les aines avec écoulement leucorrhéique, généralement mêlé de sang. La menstruation, irrégulière, avait lieu ordinairement deux fois dans le courant du mois : son teint était d'un pâle jaunâtre. Sous l'influence des cataplasmes vaginaux, émollients d'abord, puis émollients et narcotiques, et enfin astringents, continués pendant trois mois, secondés par l'usage de la laine sur la peau et l'établissement d'un cautère à la jambe droite, elle a recouvré une santé parfaite. Nous ferons observer que cette dame a souvent dit qu'elle éprouvait deux espèces de douleurs : l'une avec chaleur, qui était calmée presque instantanément par les cataplasmes émollients et narcotiques, l'autre, avec élancements, et qui ne diminuait que peu à peu.

IV. Névralgie utéro-vésicale, consécutive à plusieurs grossesses rapprochées. Accès fréquents et rebelles à divers traitements.

Je dois communication du fait suivant à l'obligeance de mon distingué confrère, le Dr A. Bertherand.

Mme S..., créole d'origine, habitant Alger, en 1857, grêle et de petite stature, de constitution anémique, âgée de vingt-six ans et ayant déjà mis au monde trois enfants, sans compter une fausse couche, à trois mois, souffre habituellement de coliques violentes, ayant tout à fait le caractère d'épreintes du bas-ventre. Les digestions se font bien et le fonctionnement de l'intestin est régulier, ainsi que la menstruation, qui, quoique peu abondante, apparaît invariablement à jour fixe. Le toucher n'indique rien de particulier dans la forme et la situation des organes internes. Les accouchements ont eu lieu normalement, sans manœuvres et sans intervention chirurgicale. Lorsque les accès se produisent, les douleurs, très-aiguës, s'accompagnent de spasmes intolérables de l'hypogastre et de la vessie : celle-ci se contracte, sans parvenir à expulser l'urine qu'on la supposerait retenir en abondance et dont le cathétérisme constate l'absence, la miction s'opérant, pour ainsi dire, incessamment et goutte à goutte.

L'état dans lequel se trouve Mme S... n'est pas constant : il se manifeste, par intermittences, une fois ou deux chaque année. Elle compte déjà sept ou huit atteintes, à peu près identiques, survenues en France, et pour lesquelles elle a reçu les soins de plusieurs médecins, entre autres, à Paris, ceux du professeur Cazeaux. Tous les traitements ont été impuissants à la soulager, à plus forte raison à l'affranchir d'une douloureuse sujétion.

Après avoir constaté moi-même l'inanité des médications tentées par mes prédécesseurs, j'eus la pensée d'appliquer à Mme S..., par l'intermédiaire du vagin, les cataplasmes émollients, puis médicamenteux internes, dont je m'étais bien trouvé, dans plusieurs cas, pour dompter la susceptibilité et l'irritation pénible de l'extrémité rectale de l'intestin chez des individus qui avaient contracté cette infirmité, par suite des évacuations profuses et prolongées de la fièvre typhoïde, en France, de la dyssenterie, en Afrique.

La malade accueillit d'abord ma proposition avec incrédulité, un peu de répugnance même. Ayant réussi a triompher de sa résistance, je pratiquai une première injection vaginale de cataplasme simple, assez consistant pour pouvoir en obtenir le maintien à l'intérieur, à l'aide d'un simple bandage en T, appliqué sur une compresse obturatrice. Gardé pendant douze heures, le topique produisit un tel soulagement que Mme S... fut la première à en solliciter la répétition. J'y procédai moi-même, tous les jours d'abord, et ensuite tous les deux ou trois jours, le soir, afin d'assurer l'action du remède par le repos de la nuit. Plus tard, j'ajoutai, à la farine de lin, la décoction de morelle, puis de pavot, puis enfin de feuilles de datura stramonium, de belladone. Après un mois de traitement, la névralgie avait entièrement cédé, et, ce qu'il y a de plus remarquable, elle n'a plus reparu depuis, malgré une nouvelle grossesse.

VII

TRAITEMENT DE LA DIPHTÉRITE

Les affections diphtéritiques deviennent, chaque jour, plus nombreuses, et les victimes de cette cruelle maladie se comptent, toutes les années, par milliers. Un de nos confrères très-distingué a bien voulu m'adresser la statistique suivante, qui ne laisse aucun doute sur les ravages que font constamment le croup membraneux et l'angine couenneuse, dans les deux hôpitaux de Paris, plus spécialement consacrés au traitement des maladies de l'enfance.

Mon cher Guillon,

Voici le renseignement que je vous ai promis :

HÔPITAL DES ENFANTS-MALADES, *de 1866 à 1875 inclusivement.*

Croups entrés, 1,152 { Opérés, 886; guéris, 236; morts, 650.
Non opérés, 266; guéris, 83; morts, 183.

HÔPITAL DE SAINTE-EUGÉNIE, *de 1866 à 1875 inclus.*

Croups entrés, 1,550. { Opérés, 1,351; guéris, 299; morts, 1,001.
Repris par les parents, 51.
Non opérés, 199; guéris, 80; morts, 106.
Repris par les parents, 13.

Total, en dix ans, pour les deux hôpitaux : 3,602; en moyenne, chaque année, 260.

La statistique municipale de Paris a donné, pour mortalité totale par le croup :

En 1871, morts..................	520
En 1872, —	721
En 1873, —	709

En se servant de ces chiffres et les comparant à ce qui se passe dans nos hôpitaux, on trouve qu'il y a eu à Paris, au bas mot :

En 1871............	629	cas de croup.
En 1872............	970	—
En 1873............	974	—

Voilà ce que je puis vous dire du croup, qui ne comprend pas la diphtérite pharyngée.

Veuillez agréer, etc.

D'après la statistique municipale, chaque année, il meurt de diphtérie (angine et croup) environ 1,000 individus. J'ai la conviction, qu'à l'aide de ma méthode, on guérirait 950 de ces 1,000 victimes, vouées d'avance à une mort presque inévitable.

Le rapport que M. le Dr Besnier a lu à la Société médicale des hôpitaux, et qui est inséré dans le journal l'*Union médicale* du 8 août 1876, faisait connaître, en ces termes, les dangers de l'angine couenneuse et du croup membraneux :

« Les affections diphtéritiques du pharynx, du larynx « et des bronches ont conservé, dans les hôpitaux de l'en- « fance, une malignité inexorable : leur mortalité s'ac- « croît malgré les progrès généraux de la thérapeutique « et la multiplication des soins qui sont prodigués aux « enfants. »

Le médecin distingué de l'hôpital Saint-Louis ajoutait ce qui suit :

« *Aucune nouvelle méthode de traitement vraiment efficace*
« *ne surgît ou au moins ne se montre, et les malheureux*
« *enfants, infectés par le poison diphtéritique vrai, sont mar-*
« *qués d'avance pour une mort presque certaine.* »

En présence d'une pareille affection, qui passe à l'état de fléau, et alors qu'échoue si souvent la trachéotomie, proposée comme le moyen suprême de guérison, il est de mon devoir de vulgariser une méthode de traitement qui, depuis un quart de siècle, a fait ses preuves et que quelques confrères tiennent en suspicion, soit en souvenir des injustices commises à mon égard à l'occasion de mes travaux sur la lithotritie, soit à cause des calomnies dont on m'a abreuvé, *pour le procès que les héritiers du marquis d'Argenteuil* intentèrent à l'Académie de médecine, et dans lequel mon nom fut mêlé malgré moi. Je n'ai cessé de protester contre cette accusation dérisoire : je saisis encore l'occasion où j'ai la parole pour renouveler mes protestations à cet égard et affirmer de nouveau mes sentiments de respect et d'estime pour l'Académie de médecine.

Cette méthode est l'insufflation du nitrate d'argent dans la gorge, soit au début de l'angine couenneuse et du croup membraneux, pour les faire avorter, soit dans le cours de l'affection, pour la guérir.

C'est en 1828, que j'ai eu recours pour la première fois aux insufflations de nitrate d'argent, chez deux malades affectées d'angine couenneuse, après avoir reconnu que l'insufflation de l'alun n'arrêtait pas le développement de la maladie, et que la cautérisation, avec une éponge imbibée d'acide hydrochlorique, ne pouvait atteindre les fausses membranes, situées derrière les piliers du voile du palais, au-dessus de celui-ci et dans le larynx.

L'art de guérir devant toujours faire des progrès, il est naturel de penser qu'on tentera de perfectionner ma méthode. Afin que, dans cet ordre d'idées, on ne cherche pas en vain, je crois devoir exposer les phases par lesquelles cette méthode a passé, avant d'arriver à son état actuel.

J'ai d'abord employé le nitrate d'argent fondu, mêlé à du charbon pulvérisé; mais, ayant bientôt reconnu qu'il n'y avait aucun inconvénient à employer le caustique seul, j'ai abandonné le mélange.

Plus tard, l'expérience m'ayant appris que la pierre infernale laissait, dans la bouche, un goût plus désagréable que le nitrate d'argent cristallisé, j'ai adopté ce dernier et je l'ai employé pur; je le sèche, en l'exposant, dans une cuiller d'argent, à une chaleur convenable, au-dessus de la flamme d'une bougie ou sur quelques charbons ardents.

Voici maintenant de quelle façon le traitement s'opère.

L'insufflateur (voir le dessin ci-dessous), à l'aide duquel

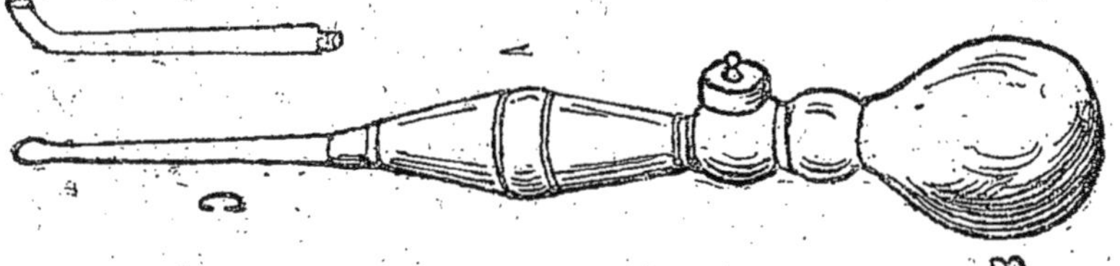

la poudre de nitrate d'argent est projeté dans la bouche, le pharynx, derrière les piliers du voile du palais et jusque dans les bronches, est composé :

1° D'un barillet en bois A, où l'on place la poudre;

2° D'une vessie en caoutchouc B, qui remplit l'office de soufflet;

3° De deux canules de rechange, l'une droite, C, qui conduit la poudre en ligne directe au pharynx, l'autre courbe (au-dessus), qui la dirige vers le larynx.

Je dois faire remarquer ici, qu'il importe que la portion du barillet, à laquelle est fixée la vessie en caoutchouc, présente des ouvertures, assez larges pour que l'air entre rapidement dans celle-ci, et en sorte non moins facilement pour projeter la poudre au dehors. L'autre portion, à laquelle sont adaptées les canules de rechange, doit être pourvue d'un petit tamis, afin que la poudre soit convenablement divisée lorsqu'elle sort de l'instrument et qu'elle ne tombe pas en masse sur l'endroit malade.

Pendant cette opération, aussi simple que rapide, le malade doit être maintenu la tête renversée et immobile. L'opérateur, placé en face de lui et un peu à droite, abaisse la langue, avec le manche d'une cuiller tenue de la main gauche, et, de l'autre, tient l'insufflateur.

En comprimant avec rapidité la vessie en caoutchouc, et prenant son point d'appui sur l'arcade dentaire supérieure avec la canule droite, il projette la poudre sur les couennes diphtéritiques et sur la muqueuse du pharynx, *au-dessus* et *en-dessous* de ces mêmes couennes, pour les empêcher de s'étendre aux fosses nasales, au larynx et à la trachée-artère. On doit comprimer fortement le caoutchouc, en lui faisant exécuter cinq ou six demi-rotations, ce qui facilite la projection.

Comme l'insufflation se fait en deux ou trois secondes, et comme la douleur produite par la poudre de nitrate d'argent ne se développe qu'un peu plus tard, il est indispensable de pratiquer les premières insufflations au moment où le malade fait une forte inspiration ; de cette manière, la poudre peut pénétrer dans le larynx, et arrêter l'affection croupale à son début, avant que la douleur soit développée. Il est bien entendu que c'est le cas où se présentent quelques symptômes de croup commençant.

Lorsque l'insufflation est terminée, on doit nettoyer la canule de l'insufflateur et conserver, dans un petit flacon bien bouché, la poudre de nitrate d'argent.

Les couennes diphtéritiques se reproduisant quelquefois, j'oppose à leur développement l'emploi des gargarismes astringents, et si ces derniers ne suffisent pas, j'ai recours à une nouvelle insufflation.

A l'appui de l'efficacité de ma méthode de traitement j'extrairai de mes notes quelques exemples, pris parmi les nombreuses guérisons que j'ai obtenues.

OBSERVATIONS

I. — Le fait le plus ancien de date est celui d'une angine couenneuse avec croup membraneux commençant, dont fut affectée dans son enfance Mme Madeleine Brohan, du Théâtre-Français, et que M. le professeur Cayol avait considérée comme mortellement atteinte. — Deux insufflations de nitrate d'argent, faites sous les yeux de M. Trousseau, suffirent pour la guérison ; une heure après l'insufflation, l'enfant avait expulsé une certaine quantité de couennes diphtéritiques, dont l'une avait la forme de la muqueuse du larynx ; et, au bout de quelques jours, la malade était en pleine convalescence.

On ne lira pas sans intérêt, — j'ai lieu de le croire, — les certificats ci-joints des deux célèbres comédiennes :

Je soussignée, Suzanne Brohan, ex-artiste du Vaudeville et du Théâtre-Français, demeurant à Fontenay-aux-Roses, 99, Grande-Rue, certifie et atteste les faits suivants :

Au mois de juin 1841, ma fille Madeleine, alors âgée de huit ans, fut atteinte d'une angine couenneuse; l'enfant était fort mal et semblait perdue, lorsque le docteur Guillon pratiqua une insufflation de nitrate d'argent dans la gorge; le remède fit merveille, la guérison ne se fit pas attendre, et l'excellent docteur Guillon, qui donnait alors ses soins à ma jeune famille, a également soigné et sauvé une autre de mes filles, Anna, aujourd'hui Mme Dortes, atteinte d'une fièvre pernicieuse des plus graves.

En foi de quoi j'ai délivré le présent certificat.

Paris, le 15 novembre 1876.

SUZANNE BROHAN.

La reconnaissance et la vérité m'obligent à mettre mon attestation à la suite de celle de ma mère.

MADELEINE BROHAN.

II. — En 1858, M. le marquis de Belbœuf, sénateur, et son fils, furent atteints, l'un après l'autre, d'angine couenneuse, dont la guérison fut aussi prompte que complète par l'insufflation de nitrate d'argent, faite en présence de M. Bretonneau et de M. Blache.

Deux insufflations ont suffi pour arrêter la maladie chez le père et le fils : le valet de chambre, qui en avait été affecté à son tour, en fut débarrassé par une seule insufflation.

III. — Voici maintenant la reproduction du certificat

émanant d'un commissaire de police de Paris qui, au moment de la maladie de sa fille, habitait Montpellier.

Je soussigné, Pierre Grillières, commissaire de police de la ville de Paris, demeurant rue Jenner, 56, certifie et atteste les faits suivants :

Au mois de mars 1866, à Montpellier, ma fille Cécile, âgée alors de six ans, a été atteinte du croup membraneux.

De l'avis des deux médecins qui la soignaient, MM. Moutet et Rosière, cette enfant était sur le point de mourir et ces messieurs, en désespoir de cause, se disposaient à pratiquer sur elle l'opération de la trachéotomie, dont ils n'attendaient pas cependant de bons résultats, lorsque, sur mon refus formel de consentir à cette cruelle opération, ils se sont décidés à employer sur la malade le procédé préconisé par M. le docteur Guillon, c'est-à-dire l'insufflation, dans la gorge, du nitrate d'argent réduit en poudre. Cette insufflation, faite avec un instrument confectionné à la hâte, et, par conséquent, un peu défectueux, réussit au-delà de toute espérance. Le râle de la malade s'est bientôt arrêté, et, cinq à six heures après, elle était hors de danger.

En foi de quoi j'ai délivré le présent certificat.

Paris, le 24 octobre 1876.

Signé : P. Grillières.

IV. — Une autre malade, que je soignais, en même temps que Mlle Madeleine Brohan, citée plus haut, la fille aînée de Mme Menechet, rendit, à la suite d'une insufflation, un tube diphtéritique de trois travers de doigt de longueur, provenant de la trachée-artère. L'expulsion fut favorisée par un vomitif, composé d'un gramme d'ipécacuanha, de cinq centigrammes d'émétique, soixante grammes d'eau distillée et vingt grammes de sirop, le tout administré, en plusieurs fois, à demi-heure d'intervalle.

V. — J'ai employé, en présence de MM. les docteurs

Delpech et Blache, qui m'avaient fait appeler en consultation, mon traitement, sur une jeune princesse belge, affectée d'angine couenneuse, envahissant tout le voile du palais ainsi que le pharynx, avec fièvre violente et engorgement des glandes sous-maxillaires et des ganglions cervicaux. Plusieurs cautérisations, pratiquées avec l'acide hydrochlorique, ayant été infructueuses, deux insufflations de nitrate d'argent en poudre, effectuées à deux jours d'intervalle, eurent un plein succès. La première insufflation fut faite à quatre heures de l'après-midi, et le lendemain, à notre réunion, on reconnut que la bouche comme le pharynx, étaient complètement débarrassés des exsudations diphtéritiques, et que la fièvre avait cessé. Deux jours après, malgré l'emploi de gargarismes alumineux, de nouvelles couennes diphtéritiques s'étant reproduites, je fis une nouvelle mais très-légère insufflation d'azotate d'argent, et, vingt-quatre heures après, la guérison de la malade, âgée de seize ans, était complète.

Désirant savoir si l'azotate d'argent, insufflé selon ma méthode et entraîné par l'inspiration dans les canaux aérifères, pénétrait à une grande profondeur, je fis, avec le concours de Trousseau, à un chien de moyenne taille, deux insufflations, après lesquelles il fut sacrifié. A l'autopsie, nous avons reconnu, aux taches blanchâtres de la muqueuse, que la poudre était arrivée jusqu'à la fin des secondes divisions bronchiques.

Si, à l'aide d'un insufflateur, j'ai fait pénétrer la poudre d'azotate d'argent jusque dans un point aussi profond du réseau bronchial pulmonaire d'un animal, j'en conclus que mon instrument peut être employé avec avantage pour insuffler cette substance pulvérulente dans le larynx et la trachée-artère, *au début* du croup membraneux, c'est-à-dire dans des circonstances où la trachéotomie est pratiquée avec des chances de succès, *mais souvent aussi sans résultat favorable.*

Et puisque, par ce traitement local, administré aux premières manifestations de la diphtérite, alors qu'elle commence par la bouche, on obtient des résultats que ne peuvent produire les insufflations de poudres d'alun et de tannin, l'emploi du chlorate de potasse, des bromure et iodure de potassium, des mercuriaux, des vomitifs, des purgatifs, des balsamiques, cette médication doit, dans ce cas, être préférée, il me semble, à la méthode perturbatrice, ainsi qu'à la thérapeutique substitutive.

En résumé, les avantages que j'ai constamment obtenus de la médication que j'ai imaginée, me font un devoir de la signaler à mes confrères, et je la détermine par les points suivants :

1° L'angine couenneuse, à son développement, est une maladie *locale;* ma médication *locale*, associée à un régime convenable, doit être préférée à l'emploi des médicaments perturbateurs, tels que vomitifs, purgatifs, etc., recommandés par certains médecins, pour combattre ce qu'ils nomment l'élément morbide spécifique qui, en réalité, n'existe pas.

2° Ma *médication locale* doit être préférée également à la *médication substitutive*, préconisée par le docteur Trideau, laquelle n'empêche pas la diphtérite de s'étendre du pharynx à la trachée-artère et de constituer un croup promptement mortel. « Le croup, » dit ce praticien dans son mémoire, « qui se manifeste consécutivement à l'angine pseudo-membraneuse est presque toujours — il faut bien le reconnaître — rebelle à toute espèce de traitement. »

Voilà précisément ce que je suis loin de *reconnaître*, en m'appuyant sur les nombreux cas de guérison, obtenus par l'insufflation du nitrate d'argent.

3° L'emploi du nitrate d'argent détermine promptement l'expulsion des fausses membranes, développées derrière les piliers du voile du palais même et dans le larynx.

4° L'action styptique de ce sel sur la membrane muqueuse empêche la maladie de s'étendre aux fosses nasales, au larynx, et le coryza couenneux, le croup membraneux de se développer.

5° *L'astriction* que le nitrate produit, en provoquant l'expulsion des fausses membranes, évite aux malades l'intoxication, l'empoisonnement diphtéritique, qui résulte de l'absorption, lorsque la maladie n'est pas arrêtée dans sa marche.

6° J'exprime le regret que le traitement par le nitrate d'argent n'ait pas été suffisamment vulgarisé (1) ; *si cette*

(1) Pour édifier le lecteur, je rappellerai que déjà, en 1866, j'ai adressé à M. le Président de l'Académie de médecine, la lettre ci-dessous (insérée à « la page 296 du *Bulletin de l'Académie impériale de médecine* du 31 dé« cembre 1866) :

« Monsieur le Président,

« J'ai l'honneur de vous adresser six exemplaires du mémoire que j'ai « présenté le 27 février dernier au concours Barbier, et je vous serai très« reconnaissant si vous voulez bien en faire remettre un exemplaire à « chacun de Messieurs les Membres de la commission.

« La médication qui est le sujet de ce mémoire et que j'ai introduite « dans la pratique : *l'insufflation du nitrate d'argent pulvérisé sur les « couennes diphtéritiques*, amenant très-promptement la guérison de l'an-

vulgarisation avait eu lieu, on n'aurait pas observé aussi souvent : 1° les paralysies, produites par l'empoisonnement diphtéritique, qui surviennent dans le cours de cette maladie ; 2° la diphtérite de l'œsophage, qui oblige de recourir à l'emploi de sondes œsophagiennes pour introduire des aliments dans l'estomac ; 3° les cas de mort subite provoquée par la paralysie des organes respiratoires.

7° Enfin je dois protester *hautement* contre l'assertion du docteur Sanné, à savoir qu'aucun remède contre ces maladies n'est encore trouvé, ce qu'il exprime en ces termes (page 415 de son livre) :

« Aucun des moyens qui viennent d'être cités n'a le « *pouvoir d'enrayer* la production des fausses membranes. « Aucun d'eux n'exerce, sur la diphtérite, une action « curative proprement dite. *Le spécifique de cette maladie « reste donc encore à découvrir*. Le sera-t-il jamais ? Ce « n'est pas probable. Tout porte à croire qu'il n'existe pas « plus que celui du typhus, de la rougeole, etc. C'est en- « gager la médecine dans une voie fausse que de persister « dans une recherche de moyens analogues. La thérapeu- « tique bien entendue de la diphtérite doit être réglée, « non sur la maladie, mais sur le malade et sur les indi- « cations qu'il fournit. »

« gine couenneuse et du croup membraneux, inguérissables par toute autre « médication et dans les cas où la trachéotomie est employée sans succès, « après avoir été préconisée comme moyen de guérison ; ce mode de trai- « tement constitue un progrès *important dans l'art de guérir* et qui fera « abandonner la trachéotomie.

« En conséquence, je dois faire ici une remarque, Monsieur le Prési- « dent : si ma médication avait été connue, lorsque le frère aîné de « l'empereur Napoléon et l'impératrice Joséphine ont été affectés d'angine « couenneuse, cette maladie ne les aurait pas conduits au tombeau.

« Veuillez, Monsieur le Président, agréer, etc., etc. »

Le spécifique *dont l'absence est signalée par le docteur Sanné* EST TROUVÉ : c'est L'INSUFFLATION DU NITRATE D'ARGENT SUR LES FAUSSES MEMBRANES ET LES PARTIES ENVIRONNANTES.

Il me reste à regretter la mort de quelques-uns de nos confrères, attribuée autant à leur héroïque dévouement qu'à leur ignorance de ma méthode (1).

Comme mon but, en cette matière comme en toutes les autres, a été d'être utile aux malades et aux praticiens appelés à les secourir, j'ai tout lieu d'espérer que ceux de mes confrères qui croiront devoir expérimenter mon mode de traitement voudront bien faire connaître, par la voie de la presse médicale, les résultats, bons ou mauvais, qu'ils en obtiendront, afin de fixer l'opinion à ce sujet.

(1) Extrait de la *France médicale* du 6 décembre 1876 :

« Regnault (William), docteur en médecine, reçu en 1863. Regnault a « succombé à une angine diphtéritique, contractée auprès d'un enfant atteint « de la même affection, auquel il venait de faire la trachéotomie. Regnault « était très-connu et très-estimé à Montmartre ; aussi une foule très- « nombreuse suivait ses funérailles. »

VIII

PROCRÉATION DES SEXES A VOLONTÉ

Le 29 août 1877, j'avais l'honneur d'écrire, à M. le Président de l'Académie des sciences de Paris, la lettre ci-après :

MONSIEUR LE PRÉSIDENT,

Permettez-moi d'appeler l'attention de l'Académie sur un ordre de faits que j'ai eu l'occasion d'observer, depuis plus de soixante ans, dans ma famille.

D'après une statistique, qui porte sur quinze autres ménages, la position, tenue et gardée par la femme, pendant comme après la copulation, exercé une influence décisive sur le sexe du produit de la conception.

L'enfant est un *garçon*, toutes les fois que la mère *s'est trouvée placée sur le côté droit* pendant et après le rapprochement sexuel; c'est une *fille*, si la mère, pendant la copulation, a été *couchée sur le côté gauche*.

C'est ainsi que j'ai eu, à ma volonté, dans ma famille, quatre garçons et deux filles.

Si, des expériences, faciles à instituer à l'École d'Alfort, sur des femelles, auxquelles on enlèverait tantôt l'ovaire droit, tantôt l'ovaire gauche, venaient à confirmer, ce qui est bien à mes yeux une vérité, le problème, jusqu'alors réputé insoluble de la reproduction facultative des sexes, aurait fait un grand pas.

Veuillez agréer, etc.

Entre autres objections que provoqua cette épître, je

relèverai celles contenues dans le paragraphe suivant, emprunté à un spirituel feuilleton de la *Gazette médicale de l'Algérie* (nº 10 de 1877). Je cite textuellement :

« *Fœtus mares dextra uteri parte*, a dit Hippocrate. » « Les masles sont ordinairement conceus au costé droit et les femesles au costé gauche, » ont répété Fournier et de Saint-Germain. Chez les anciens, la matrice de la femme passait pour bicorne, comme celle des brutes; d'où l'idée de pouvoir, par une attitude particulière, arriver à déterminer le sexe, en attirant la semence dans le département utérin correspondant au genre visé. Testicule droit, ovaire droit : sexe fort; testicule gauche, ovaire gauche : sexe faible. La formule était simple, sauf toutefois un peu de tirage dans le transit de la théorie à la pratique. Comment, selon le programme, amener, dans la matrice, un ovule droit plutôt qu'un ovule gauche, le semen des glandes génitales droites de préférence à celui des glandes gauches? Dionis raconte bien que certains de ses contemporains y réussissaient, en se liant le cordon d'un côté pendant le coït, expédient de peu d'agrément et d'une efficacité fort douteuse, imaginons-nous! Les observations ne manquent pas d'hommes qui, après avoir perdu l'un de leurs testicules, ont produit néanmoins des garçons et des filles : de même, des femmes, frappées de dégénérescence ou d'atrophie d'un des ovaires, sont devenues mères d'enfants des deux sexes. Legallois, devançant les *desiderata* de M. le Dr Guillon, fit couvrir des femelles de lapin, auxquelles il avait enlevé l'un des ovaires, ce qui ne les empêcha pas d'engendrer, du même part, des lapereaux des deux genres. Velpeau (*Traité des accouch.*) cite l'autopsie d'une femme, morte à la Maternité de Paris, après avoir mis au monde dix ou douze filles ou garçons; or, il n'existait chez elle qu'*un seul ovaire* et *une seule* trompe, attachés à l'angle de l'utérus, réduit lui-même à une de ses moitiés. On doit à Ollivier (d'Angers), une observation analogue.

« L'anatomie comparée, qu'on peut, à bon droit, faire intervenir dans le débat, nous montre, dit le Dr A. Bertherand, certains animaux dont les femelles n'ont qu'*un ovaire :* tels les myxinoïdes, quelques squales. Ratke n'en a pareillement trouvé qu'un sur plusieurs espèces de poissons osseux, dont les mâles ne possèdent qu'un seul testicule. Chez un grand nombre d'oiseaux, les rapaces exceptés, il ne se développe que l'ovaire et l'oviducte gauches : ceux du côté droit existent chez le fœtus seulement, et encore ne les trouve-t-on qu'à l'état rudimentaire. Ces divers animaux engendrent pourtant indistinctement des mâles et des femelles.

« Que dire, après cela, de la recette *infaillible* de Millot et de l'imprudent défi par lequel il prétendait en affirmer la valeur ? M. le Dr Guillon s'appuie, dit-il, sur des *faits* (?). Plus d'un lecteur scrupuleux de sa lettre se demandera, sans doute indiscrètement avec nous, comment notre honorable confrère aura opéré le contrôle de ces *faits*, au moment, généralement aussi intime que fugitif, de leur accomplissement si le *quod vidimus testamur* est le véritable criterium de garantie sur lequel il engage ses dépositions et sa responsabilité. »

Les lignes précédentes, peu faites assurément pour m'enhardir dans la voie où je m'étais engagé, ne m'ont pas paru devoir m'arrêter. Je connaissais, de longue date, la plupart des arguments reproduits contre la possibilité de la procréation des sexes à volonté : ils tombaient, à mes yeux, devant l'évidente signification de plusieurs faits constatés par moi, quelques-uns dans des conditions tout à fait personnelles. Je crus donc devoir passer outre et faire un nouvel appel aux expériences et à l'observation.

« L'article humoristique de la *Gazette médicale de l'Algérie* (n° 8 de 1877), écrivais-je au savant directeur de ce journal (1878, n° 12), un mémoire de M. Éd. Robin, sur le même sujet, et un livre plus récent du Dr Warner prouvent l'importance de la question, et la satisfaction de l'avoir soulevée à nouveau me suffit, quant à présent.

« Avec M. Éd. Robin, je ferai observer que d'éminents naturalistes, Knight, Mauz, M. Thury, ne se sont pas désistés devant la fin de non-recevoir prononcée par des autorités considérables, comme celles de Velpeau, J. Béclard, etc. Ils n'ont pas dédaigné de rechercher quelles influences de *moment*, chez la femelle, de santé, de nutrition, de milieu climatérique, chez les parents, pouvaient imprimer à l'œuf une sexualité spéciale, inhérente à ces circonstances. Les considérations fort judicieuses que M. Éd. Robin émet à ce propos exposent, avec une grande autorité, l'état actuel du problème, et je ne saurais mieux faire que de renvoyer le lecteur à son argumentation, qui, après tout, ne vise pas directement les idées que j'ai soumises à l'Institut. Pour la même raison, je ne m'arrêterai pas non plus au système de Girou de Buzareingues, que tend à exhumer M. Ch. Warner, et dans lequel le sexe de l'enfant serait invariablement régi par la prédominance des forces matérielles chez l'un des parents : le père plus robuste que la mère engendrant toujours des mâles ; la mère, plus robuste que le père, procréant sûrement aussi des femelles. D'où, comme conséquence, l'indication, si la supériorité ou l'infériorité n'existent pas préalablement, en conformité avec le but désiré, l'opportunité, dis-je, de les déterminer artificiellement pour arriver au résultat. Autre est le principe que je soutiens, à savoir : que la position imprimée à la femme aussitôt après le rapprochement, dirige, de toute nécessité, l'action du liquide fécondant sur l'un ou sur l'autre ovaire ; l'ovule détaché du côté droit devant toujours donner naissance à un mâle, celui du côté gauche à une femelle.

« En présence de constations obstinées, d'un parti-pris, fort commode peut-être, mais incompréhensible, eu égard aux intérêts scientifiques, économiques et sociaux que je prétends servir, j'ai recours, très-honoré confrère, à la voie si justement accréditée de votre *Gazette*, pour rappeler, à l'attention de mes confrères, le libellé de ma Note à l'Académie des sciences, et les prier de vouloir bien, dans leurs souvenirs, comme par tous les moyens d'investigation à leur portée, rechercher et recueillir, pour les publier, les observations qui tendraient à vérifier ou infirmer ma conviction.

« Inutile, je pense, d'appuyer longuement sur l'importance de cette enquête, si, comme j'en ai l'espoir, elle sanctionne ma théorie. Dans nos colonies, où le manque de bras masculins entrave le défrichement et les cultures, chez les nations dites civilisées, après des pertes considérables d'hommes, par suite d'épidémies, de guerres, de catastrophes maritimes ou industrielles, quel profit n'y aurait-il pas pour le pays, pour la famille, à pouvoir combler de dommageables lacunes ? Et, dans la série animale, sans parler des épizooties, dont il serait si avantageux de réparer promptement les déchets, si on considère l'utilité relative du sexe, selon les besoins de l'alimentation ou de la quantité de *force* productive auquel il correspond, l'importance de la solution que je poursuis ne ressort-elle pas à un degré égal ? »

L'article suivant, que M. Éd. Robin a publié, quelques mois après la note précédente, dans la *Gazette médicale de l'Algérie* (1879, nº 3), prouve que j'ai eu raison de m'adresser aux hommes de science, pour les convier à l'examen de ma proposition.

« D'après les considérations que j'ai exposées, dans un précédent travail, sur les *Moyens de faire produire aux êtres organisés le sexe que l'on désire, et de prévoir les conditions qui favorisent cette naissance* (1), la quantité, dans la production de chaque sexe, varie suivant des influences assez nombreuses. Au premier abord, on les trouve très-indifférentes, sans lien entre elles ; mais, pour celles dont je me suis occupé, l'interprétation des choses m'a fait découvrir un fond commun, qui serait d'un très-grand intérêt. Toutes m'ont paru concourir à montrer que : l'augmentation dans la production des mâles correspond à une augmentation dans la puissance respiratoire et dans l'alimentation surtout locale ; que l'augmentation, dans la production des femelles, correspond aux causes agissant en sens inverse. Comme mes recherches antérieures l'ont fait voir, un tel résultat est parfaitement en rapport avec les modifications

(1) Paris, 1871, Chez J.-B. Baillière et A. Delahaye.

suivant les sexes, qui s'effectuent, devant nos yeux, après la naissance : il m'a paru mériter confiance et devoir diriger les recherches, quand on veut apprécier, si vraiment, et jusqu'à quel point, l'art peut aider à obtenir le sexe que l'on désire. En résumé, j'ai admis que l'une des voies indiquées par la nature est celle-ci : pour obtenir des mâles, il faut, au besoin, augmenter, en temps utile, la puissance respiratoire par les moyens dont la science dispose et y joindre une alimentation, au moins locale, correspondante ; pour avoir des femelles, l'inverse serait à faire, si les circonstances n'étaient pas déjà convenables.

« Aux indications, que signale mon Mémoire, doit-on borner les mesures à prendre pour obtenir, dans l'espèce humaine, le sexe que l'on désire ? Je suis loin de le penser. La science et les faits paraissent conduire à l'emploi d'un autre moyen, dont il a été beaucoup question autrefois, et qui fut rejeté pour des motifs tout à fait insuffisants : je veux parler de l'inclinaison, à droite ou à gauche de la femme, pendant la copulation, immédiatement après, et de son habitude de se coucher sur un côté plutôt que sur l'autre.

« En effet, le côté droit du corps, chez les mammifères, offre des vaisseaux plus larges, qui alimentent plus abondamment les parties et y entretiennent plus de chaleur ; partout, il offre des os plus volumineux et plus lourds, des muscles plus développés, etc. Or, si, à l'exception du cerveau, par suite d'un entrecroisement bien connu, le côté droit du corps est plus vasculaire, plus nourri, plus gros, plus avancé en évolution que le côté gauche, n'est-il pas naturel qu'il en soit de même pour les ovaires ? que, dès lors, les œufs se montrent, toutes choses égales, plus précoces dans l'ovaire droit que dans l'ovaire gauche? que le premier soit plus propre que l'autre à donner des ovules en état de produire le sexe qui, d'après ma théorie, correspond au développement le plus avancé, c'est-à-dire le sexe mâle, tandis que le gauche aurait plus d'aptitude à faire naître le sexe femelle?

« Si, contrairement à ce qu'on admet généralement aujourd'hui, il n'est pas indifférent, pour la production du sexe, que l'ovule fécondé vienne de l'ovaire gauche ou de l'ovaire droit, est-il sans importance que la matière fécondante se rende au côté gauche ou au côté droit? L'inclinaison de la femme à droite ou à gauche, pendant et immédiatement après le coït, par suite d'une habitude d'avoir, la nuit, le mari couché à droite ou à gauche, ne pourrait-elle pas avoir de l'influence sur la production du sexe, de telle façon que l'inclinaison à droite pût faciliter la production du sexe mâle, et l'inclinaison à gauche celle du sexe femelle?

« A en croire les avis émis par des hommes intelligents, éclairés, persévérants, qui paraissent avoir été animés par l'amour du bien public, par celui de la vérité, et dont les investigations forment un ensemble précieux, par le nombre des matériaux et par l'étendue des temps qui ont concouru à les procurer, des faits imposants viendraient à l'appui de la manière de voir qui attribue une grande influence à l'inclinaison.

« Anaxagore, Aristote, Hippocrate, Démocrite, Pline croyaient à l'influence de l'ovaire droit sur la production des mâles, et de l'ovaire gauche sur la production des femelles. Plus tard, au IXe siècle, l'illustre médecin et accoucheur Rhazès avait fait des remarques analogues et plus avancées : les femmes, qui se couchaient sur le côté droit et qui, pendant et après la copulation, se trouvaient un peu inclinées de ce côté, lui avaient paru donner plus souvent des garçons que celles qui se couchaient du côté opposé. Plus près de nous, le Dr Venette (*Tableau de l'amour conjugal*), puis le célèbre Millot (*Art de procréer les sexes à volonté*, Paris, 1802), disent avoir confirmé cette manière de voir, par « quantité de renseignements. » A propos de ce dernier auteur et de beaucoup d'autres, qui l'ont copié ou continué, il convient de faire observer que l'on ne saurait appliquer, à leurs assertions, la cause d'erreur provenant de ce que, chez les anciens, la matrice de la femme passait pour être bicorne comme celle des brutes. Une telle opinion est d'ailleurs d'une importance secondaire, quand il s'agit d'examiner la valeur de leurs observations et les résultats des conseils qu'ils en déduisaient.

« Les renseignements que l'on réclame, pour reconnaître si les faits permettent d'accorder à la doctrine une certaine confiance, ne me semblent pas non plus offrir les difficultés qu'on leur attribue. Il est, au contraire, bien facile à nombre de médecins de savoir si, dans les ménages où il y a plus de mâles que de femelles, par exemple, et où le mari n'offre rien de remarquable par la vigueur, il couchait à la droite de sa femme ; s'il couchait à sa gauche, dans les familles où il y a plus de femelles que de mâles ; si enfin la production d'un autre sexe a d'ordinaire correspondu à un changement dans l'habitude antérieure. Un vétéran très-distingué de la chirurgie parisienne, M. le Dr Guillon père, qui, en 1877, a présenté une note, sur ce sujet, à l'Académie des sciences, assure posséder un bon nombre de faits confirmatifs. « Ma prétention, dit-il, repose sur « une série déjà nombreuse d'observations très-exactes et « dont plusieurs ont, pour moi, le caractère de la plus in- « déniable certitude. »

« Pour en revenir aux anciens et, plus près de nous, à Millot, le tort de la plupart de ces auteurs a été de se montrer trop absolus, en se croyant autorisés à soutenir que l'ovaire droit était *seul* propre à faire naître des mâles, le gauche *seul* propre à faire naître des femelles. D'après leurs faits supposés exacts et d'après ma théorie, il y aurait seulement, pour l'un comme pour l'autre ovaire, plus grande tendance à la production d'un sexe qu'à la production de l'autre. Mais les modernes, à leur tour, ont été trop loin, en sens adverse, quand ils ont refusé toute influence à la position de l'ovaire chez les femmes, puisque leurs dires se bornent à constater que chaque ovaire peut ne pas avoir une influence exclusive. Ils auraient été mieux avisés peut-être, en manifestant leurs réserves, qui sont bien un peu les nôtres, sur l'aptitude réelle de la position et du décubitus, comme moyens sûrs de faire arriver la liqueur fécondante sur un ovaire plutôt que sur un autre.

« En somme, tout cela n'est-il pas très-remarquable ? Si la théorie dont il s'agit était reconnue fondée, on aurait vu : d'une part, les sommités de la science officielle dédaigner pendant des siècles la vérité qui se présentait à eux, la combattre même lorsqu'elle voulait s'établir ; puis, d'autre part, comment l'observation brute peut longtemps rester insuffisante, dans les cas où manque la théorie propre à expliquer les faits. (*Voir ma Note communiquée, en février 1876, aux Académies des sciences de Montpellier, de Nancy et de Berlin.*) »

APPENDICE

DOCUMENTS HISTORIQUES, EXPLICATIFS ET JUSTIFICATIFS.

Au cours de ce livre, et quelle qu'ait été ma préoccupation de m'en tenir à l'exposition strictement scientifique de mes apports aux progrès de l'art et au bien-être de l'humanité, je n'ai pu réprimer toujours suffisamment le souvenir de mes dissentiments, l'amertume de mes déboires avec les corps savants. Ces griefs, inscrits dans mon œuvre, pour ainsi dire de par la force des choses, m'imposent une nécessité impérieuse, à savoir : bien préciser le caractère des plaintes et la portée des revendications qui ont rempli si douloureusement ma longue carrière chirurgicale, comme praticien, comme prétendant, j'ose le dire, très-légitime, aux récompenses académiques.

Ce n'est pas sans appréhension, j'en conviens, que je me vois ainsi amené, presque malgré moi, à évoquer un pénible passé et à mettre en scène ma personnalité. Un auteur, je ne l'ai que trop appris à mes dépens, a le plus communément tort de paraître faire valoir son bien, voire même se défendre quand il est victime. Aussi m'estimé-je très-heureux de pouvoir, pour cette partie délicate de ma tâche, puiser dans le dossier volumineux de mes luttes, en extraire des appréciations tierces, signées de noms dont l'honorabilité garantit à la fois l'indépendance et l'autorité. Autant que je le pourrai, je n'invoquerai, à l'appui des justifications qui vont suivre, que des documents de cet ordre. Puisse le sentiment, qui m'a décidé à édifier de la sorte l'opinion publique, m'octroyer, en retour, sa bienveillance et son impartialité !

I. — HISTOIRE DU PRIX D'ARGENTEUIL ET DU PRIX BARBIER

Par un testament olographe en date du 2 avril 1836, le marquis d'Argenteuil a fait, à l'Académie de médecine de Paris, un legs conçu dans les termes suivants :

« Je lègue à l'Académie royale de médecine de Paris
« la somme de 30,000 francs pour être placée, avec les
« intérêts qu'elle produira du jour de mon décès, en
« rentes sur l'État, dont le revenu accumulé sera donné
« tous les six ans à l'auteur du perfectionnement le plus
« important apporté, pendant cet espace de temps, aux
« moyens curatifs des rétrécissements du canal de l'urètre.
« Dans le cas, mais dans le cas seulement ou, pendant
« une période de six ans, cette partie de l'art de guérir
« n'aurait pas été l'objet d'un perfectionnement assez
« notable pour mériter le prix que j'institue, l'Académie
« pourra l'accorder à l'auteur du perfectionnement le plus
« important apporté, durant ces six ans, au traitement
« des autres maladies des voies urinaires. »

Nul n'ignore le mobile de cette libéralité. Le marquis d'Argenteuil avait cruellement souffert de la maladie dont il parle dans son testament; frémissant au souvenir des douleurs qu'il avait endurées, il espérait, grâce aux recherches et aux découvertes, que l'appât d'une importante récompense pourrait provoquer la découverte de nouvelles médications, épargner, à ceux qui viendraient après lui, les souffrances que la médecine et la chirurgie, jusqu'alors impuissantes, n'avaient pu lui éviter.

Quelques années auparavant, le 22 juin 1832, un ancien chirurgien en chef de l'hôpital militaire du Val-de-Grâce, membre de l'Académie de médecine de Paris, le baron Barbier, avait, lui aussi, fondé par testament un prix qu'il avait chargé l'Académie de décerner.

Cette fondation était conçue dans les termes suivants : « Je prétends et je veux qu'une somme annuelle de « 9,000 francs soit affectée pour fonder trois prix annuels, « savoir : un de 3,000 francs à celui qui trouvera des « moyens complets de guérison pour les maladies reconnues « le plus souvent incurables jusqu'à présent, comme la rage, « le cancer, l'épilepsie, les scrofules, le typhus, le choléra- « morbus, etc., etc. »

Cette libéralité, ainsi faite dès 1832, ne devait commencer à produire ses effets que quatorze ans plus tard, après la mort du baron Barbier, survenue le 7 mai 1846.

Ces legs furent acceptés par l'Académie de médecine. Par cette acceptation, qu'elle faisait, en réalité, plutôt comme exécutrice testamentaire que comme légataire, a compagnie se soumettait moralement et légalement à l'obligation de s'associer aux pensées des deux testateurs, et de décerner les prix qu'ils avaient institués, conformément à leurs respectives volontés.

Voici comment l'Académie de médecine a jusqu'à ce jour compris et exécuté cette obligation.

Inscrit parmi les candidats qui se sont, à diverses époques, présentés pour disputer, soit le prix d'Argenteuil, soit le prix Barbier, j'ai le droit et le devoir de faire connaître de quelles vicissitudes ces présentations sont devenues pour moi l'occasion.

Je m'occuperai d'abord du prix d'Argenteuil.

Le marquis d'Argenteuil étant mort en 1838, et le prix par lui fondé devant être décerné tous les six ans, c'est en 1844 qu'il allait l'être pour la première fois.

Dès le mois de janvier 1839, je me portai candidat et priai l'Académie de vouloir bien nommer une commission qui examinât ma méthode de *stricturotomie*, pour le traitement des rétrécissements fibreux de l'urètre, c'est-à-dire pour des affections que les maîtres de la science, Boyer, Dubois, Dupuytren, Roux avaient déclarées incurables.

Je réservais d'ailleurs pour des concours subséquents les perfectionnements que j'ai apportés à la *lithotritie*, ainsi que différentes méthodes appliquées à la guérison d'autres affections des voies urinaires.

La *première* commission, nommée en septembre 1844, à laquelle les travaux des concurrents furent soumis, proposa, dans le but peut-être d'amoindrir l'importance du prix fondé par le marquis d'Argenteuil et, par suite, la valeur de celui qui en serait jugé digne, de morceler ce prix et de le partager entre plusieurs lauréats.

En présence de cette méconnaissance des volontés du testateur, comme aussi par suite de certaines préventions nées dans l'esprit de l'un des juges du concours à la suite de rivalités professionnelles, je crus devoir me retirer du concours.

Une seconde commission ayant été nommée en remplacement de la première, je me représentai : mais, par suite de circonstances regrettables, les délibérations de cette seconde commission aboutirent à un résultat que le marquis d'Argenteuil n'aurait jamais pu prévoir. Les fonds composant le prix avaient été imprudemment placés chez un banquier ; ce banquier étant tombé en déconfiture, on n'avait pas la disposition des sommes nécessaires à la distribution du prix, qui, effectivement, ne fut pas décerné. Comme il eut été embarrassant de faire connaître au public la véritable cause de ce contre-temps, à un *motif*, on avait substitué un *prétexte*. Le rapporteur, feu Gerdy (voir le *Bulletin académique* du 15 juin 1850), se borna à déclarer que, « l'expérience n'ayant pas suffisamment pro-
« noncé sur des travaux, dont la science pourrait pro-
« chainement recueillir les fruits, la commission avait
« cru devoir se borner à décerner des *mentions honorables*
« à un certain nombre de compétiteurs, je me trouvais
« parmi ces derniers. »

Il m'était impossible d'accepter un jugement qui, à la fois, froissait mes intérêts et faisait manifestement litière des intentions de M. le marquis d'Argenteuil. J'en appelai donc au tribunaux, et M. Dugon, légataire universel de M. le marquis d'Argenteuil, prenant ma cause en mains, se pourvut devant le Tribunal civil de la Seine.

Dans le numéro du 20 février 1853, du journal *Cosmos*, M. l'abbé F. Moigno (1) s'exprime comme suit à propos de cette instance et du verdict qui la couronna.

« Le sujet que nous abordons est éminemment difficile et délicat ; si nous nous laissions arrêter par des considérations humaines, nous reculerions effrayé ! Mais une lamentable injustice a été commise ! Mais il est temps, grand temps, qu'on force certaines corporations savantes, à rompre avec les fatales habitudes de partialité, de camaraderie, d'absolutisme égoïste qui président à la distribution des récompenses académiques, pour revenir aux saintes lois du respect d'elles-mêmes, de l'indépendance des coteries, du dédain des influences usurpatrices, de la justice éclairée et bienveillante pour tous.

« Faisons donc la triste histoire du prix d'Argenteuil. Voici d'abord les termes mêmes de la fondation (*voir plus haut, page* 106) :

« L'Académie s'empressa d'accepter ce legs ; elle le fit purement et simplement, elle en a perçu très-exactement les produits, et cependant deux périodes de six années s'écoulèrent sans qu'elle décernât aucun prix.

« Le 26 février 1850, le rapporteur de la commission du prix d'Argenteuil lut ses conclusions, exprimées en ces termes : « En conséquence et malgré les vifs regrets « qu'elle éprouve, la commission a l'honneur de proposer, à « l'Académie, de ne pas donner le prix d'Argenteuil et de se « borner à mentioner très-honorablement et par ordre al-

(1) Aujourd'hui, M. l'abbé Moigno, qui continue de diriger, sous une nouvelle appellation (*les Mondes*), un de nos recueils scientifiques les plus estimés, réunit à la haute considération qui l'entoure comme publiciste, la dignité de *chanoine du Chapitre de Saint-Denis*.

« phabétique, MM. Beniqué.., Guillon.., Le Roy d'Étiolles..,
« Mercier.., Perrève..... et Reybard..... » Ces conclusions furent adoptées par l'Académie, qui prit en outre, huit mois après, le 17 décembre 1850, la décision suivante :
« Les perfectionnements n'ayant pas paru assez impor-
« tants pour mériter le prix, soit même des encourage-
« ments pécuniaires, les fonds de ce prix seront reportés
« sur les périodes suivantes ; en conséquence, le prix à
« décerner, en 1851, à l'auteur du perfectionnement jugé
« assez important pour la seconde période, 1840 à 1850,
« sera de la valeur de 12,000 fr. »

« Cependant précédemment, on l'a vu, le 2 octobre 1846, l'honorable M. Lagneau avait lu à l'Académie, au nom d'une commission composée de MM. Roux, Cullerier, Sanson et Velpeau, un rapport sur le procédé opératoire proposé par M. Guillon dans le traitement des rétrécissements de l'urètre les plus graves et les plus rebelles, ceux qui sont durs, calleux, de nature fibreuse, considérés comme incurables par les praticiens les plus éminents, et constituant la cruelle maladie dont M. d'Argenteuil était mort. *Ce rapport* (1), *contre tous les usages de l'Académie, ne fut pas imprimé d'abord dans le bulletin de ses séances ; et c'était un indice trop certain des manœuvres par trop habiles dont M. Guillon devait être victime. Il fallut les instances pressantes de M. Moreau et une décision formelle de l'Académie pour que le rapport parût enfin dans le tome XV de ses bulletins.*

« Nous y lisons textuellement, page 595 : « La méthode de
« M. Guillon remonte à 1827.. »

(1) Reproduit *in extenso* ci-dessus, page 24. (Dr G***.)

« A la suite du rapport de M. Lagneau, voici la sanction de l'Académie, t. XV, 2 oct. 1849 ; page 11 : LE RAPPORT ET LES CONCLUSIONS SONT MIS AUX VOIX ET ADOPTÉS. Lisez, au pluriel masculin : *rapports* et *conclusions!* Nous le demandons à tous les hommes de bonne foi, passion à part, jalousie à part, camaraderie à part, intérêts à part, en n'écoutant que la voix de la raison, de la conscience, de la justice, de la vérité : « Cette méthode, dont le résul-« tat est instantané et laisse bien derrière lui tout ce « qu'on a obtenu des autres modes de traitement employés « jusqu'à ce jour » (page 602), cette méthode nouvelle « qui guérit aujourd'hui complètement et radicalement « une maladie aussi grave qu'elle est fréquente ; » LA MALADIE DONT EST MORT LE MARQUIS D'ARGENTEUIL ! cette méthode étudiée pendant dix longues années, si longuement exposée à l'Académie, démontrée par tant de faits, adoptée et sanctionnée par un vote solennel, n'est-elle pas évidemment, de 1838, date de la mort du testateur, à 1844, sept ans avant le rapport de M. Lagneau, le perfectionnement le plus important apporté aux moyens curatifs du rétrécissement du canal de l'urètre, invoqué par les vœux si ardents du marquis d'Argenteuil, qu'il a provoqué, qu'il a voulu récompenser ? Le prix fondé par lui devait être décerné par acclamation à M. Guillon ; ou il fallait nécessairement que l'Académie obligeât M. Lagneau à se rétracter solennellement, à déclarer que sa religion avait été surprise, qu'il avait été trompé par ses yeux, par son âme bienveillante et par son bon cœur.

« Voyons maintenant ce qu'est devenu le rapport de M. Lagneau, renvoyé à la commission du prix d'Argenteuil, qui avait choisi pour organe et pour rapporteur M. Gerdy. Le croirait-on? M. Gerdy n'en a pas plus parlé que s'il n'avait jamais existé. C'est la conjuration du silence, la plus inhumaine des conjurations, parce qu'elle a pour terme le néant, poussée à ses dernières extrémités. Il fallait cependant évincer M. Guillon, il fallait l'évincer à tout prix : voici les moyens employés par M. Gerdy. Nous citerons les propres paroles de son rapport : « L'honorable « chirurgien, M. Guillon, n'a pu nous rendre témoins « d'aucun fait... Par suite de nos troubles civils il n'a pu « trouver de malade à opérer devant nous... Cependant il « est venu, le 22 janvier 1850, nous offrir d'opérer un « malade devant la commission. IL ÉTAIT TROP TARD ! »

« M. Guillon pratique des incisions multiples, il n'a jamais vu d'hémorragie importante suivre ses incisions, jamais d'infiltration d'urine, jamais d'abcès... Voilà de quoi vous expliquer les regrets éprouvés par la commission, lorsqu'elle s'est vue dans l'impossibilité de vérifier au moins quelquefois par ses yeux les résultats que M. Guillon obtient de son procédé... « M. Guillon a été devancé par « notre honorable collègue M. Amussat (ce qui est absolu- « ment faux)...La méthode de l'urétrotomie a cependant pris « incontestablement plus de hardiesse et plus de force dans « les mains de M. Guillon... Enfin, comme MM. Le Roy, Mer- « cier, Reybard coupent aussi les rétrécissements de l'urètre « d'arrière en avant et de dedans en dehors..., il est impossible « de dire la part de chacun d'eux à la priorité de l'invention.» Voilà les propres expressions de M. Gerdy. Et, docile à sa voix, l'Académie qui avait adopté dans le rapport de M. Lagneau ces déclarations solennelles : « Il est évident

« pour nous que c'est M. Guillon qui a attaqué le premier « avec une grande précision les rétrécissements de dedans en « dehors et d'arrière en avant...votre commission se déclare « complètement édifiée sur le résultat de ce traitement fait « sous ses yeux dans un grand nombre de cas... il n'est pas « arrivé à notre connaissance que ce praticien ait perdu un « seul malade...»; l'Académie, disons-nous, prononça, dans un nouveau vote solennel, que le traitement « qui laissait « bien loin derrière lui tout ce qu'on avait obtenu des « autres modes de traitement employés jusqu'en octobre « 1849, que la méthode nouvelle, qui guérit aujourd'hui « complètement et radicalement une maladie, aussi grave « qu'elle est fréquente, et jusque-là tout à fait incurable, « N'ÉTAIT PAS UN PERFECTIONNEMENT ASSEZ IMPORTANT POUR « MÉRITER LE PRIX. »

« Le prix ne fut donc pas décerné... M. Dugon, *légataire universel de M. le marquis d'Argenteuil*, étonné et indigné de cette étrange décision, *recourut à la justice; il cita l'Académie devant la première chambre du tribunal civil de la Seine*, et l'accusa d'avoir laissé écouler deux périodes de six ans sans accorder le prix; d'avoir eu la singulière *idée d'élever à* 12,000 *francs* la valeur de la récompense qu'elle offre pour 1852; d'avoir refusé de désigner entre tous, ce qui était facile, celui de tous les perfectionnements (le procédé de M. Guillon) qui était le plus important et devait obtenir le prix; et de ne pas s'être inspirée des intentions du fondateur, des souffrances qu'il avait éprouvées, de la maladie à laquelle il succombait et de la pensée qui préoccupait ses derniers moments (*Gazette des tribunaux*, 28 *février* 1852). L'avocat de l'exécuteur testamentaire, Me de Villepin, en terminant sa plaidoirie, conjura le tribunal *de rejeter l'interprétation de l'Académie* et les dispositions qui en ont été la suite, de maintenir à la fondation du marquis d'Argenteuil son caractère de bienfaisance et d'humanité. A ces conclusions, qu'opposa l'Académie par l'organe du plus spirituel des avocats du barreau de Paris, Me Chaix-d'Est-Ange, et du plus disert de ses membres, M. Orfila? « M. le « marquis d'Argenteuil a mal formulé les conditions de son « prix, il a trop restreint, trop limité le champ des travaux « et le sujet des études des concurrents... M. l'avocat des « exécuteurs testamentaires vous a lu un travail de M. La- « gneau, et il a donné à ce travail le nom de rapport de la « commission. A vrai dire, ce n'est pas un rapport. La com- « mission se composait ordinairement de six membres. Au « moment où M. Lagneau a rédigé son travail, trois membres « étaient morts. Des trois survivants, l'un refusa de signer, « l'autre y consentit... Aussi bien ce travail est l'œuvre de « M. Lagneau tout seul, et lorsqu'il fut lu à l'Académie, on « en adopta seulement les conclusions... Quant au rapport, « l'Académie ne l'a jamais adopté. » A ce tour de force de l'habile démonstrateur, nous n'opposerons qu'un fait buriné comme un fer rouge dans le tome XV des *Bulletins de l'Académie de Médecine* : LE RAPPORT DE M. LAGNEAU ET LES CONCLUSIONS SONT MIS AUX VOIX ET ADOPTÉS. LE RAPPORT, entendez-vous bien, M. Orfila? LE RAPPORT est adopté, adopté sans réclamation. La commission ne se composait que de cinq membres : MM. Roux, Cullerier, Sanson, Velpeau? M. Cullerier, rapporteur, est mort parfaitement convaincu de l'excellence de la méthode de M. Guillon, mais M. Roux, grâces à Dieu, vit encore, et M. Velpeau aussi : si ce dernier refusa de signer le rapport, il se garda bien de protester contre le vote. En résumé : 1° le travail de M. Lagneau est indubitablement un rapport ; 2° il a été adopté comme tel par l'Académie ; 3° la commission n'était pas composée de trois membres; 4° trois des membres de la commission ne sont pas morts ; 5° le marquis d'Argenteuil avait si peu restreint, si peu limité le champ des travaux et le sujet des études des concurrents, qu'il avait autorisé l'Académie à accorder le prix à l'auteur du perfectionnement le plus important, apporté au traitement des autres maladies des voies urinaires, et tout le monde sait combien vaste est ce champ, combien immense est ce sujet d'études. Voyez, après cela, ce qui reste des assertions triomphantes de l'éloquent doyen ! Le Tribunal déclara qu'il ne pouvait ni s'immiscer lui-même, ni conférer à des tiers le droit de s'immiscer dans l'appréciation de travaux ou de distribution de récompenses qui ne relèvent que de l'Académie... Il débouta les exécuteurs testamentaires, en leur reconnaissant le droit de se pourvoir, dans leur intérêt personnel ou dans celui de la succession, contre l'inexécution des conditions du legs accepté. Nous avons lu aussi dans la *Gazette médicale du* 13 *mars* 1852, qu'à la séance du 9 du même mois, MM. Londe et Lagneau ont protesté contre les affirmations de M. Orfila, et ont demandé des rectifications au compte rendu du procès du prix d'Argenteuil; mais leur voix s'est perdue dans les oubliettes du comité secret, et elle n'est pas parvenue jusqu'à nous.

« Malgré l'appel interjeté et la dénégation du droit qu'elle s'attribuait de reporter sur les périodes suivantes les fonds dont elle avait dû disposer à l'époque fixée par le fondateur, l'Académie, dans sa séance publique du 14 décembre dernier, a décerné à M. le docteur Reybard, de Lyon, un prix de 12,000 francs formé des fonds réunis de la première et de la seconde périodes. C'est la dernière et la plus lamentable des phases de cette déplorable histoire; nous l'esquisserons très-rapidement.

« M. Reybard avait figuré dans le premier concours, et voici comment M. Gerdy avait apprécié son procédé : « La lame de son instrument fait à la volonté de l'opérateur, une saillie de *près de trois centimètres*... Il incise l'urètre dans toute son épaisseur et ne s'arrête qu'au tissu cellulaire extérieur... Il n'a peur ni des infiltrations d'urine, ni des hémorragies... L'ancienne commission a vu quelques résultats favorables de son procédé, mais elle a aussi été témoin de résultats contraires... Hémorragies abondantes, symptômes graves, impuissance, morts... M. Reybard a pratiqué son procédé sur trois malades devant la nouvelle commission... L'hémorragie qui suit l'opération est assez abondante... Le troisième malade a donné des craintes sérieuses sur son existence... La commission, qui n'a pu revoir longtemps après qu'un des malades de M. Reybard, a trouvé le rétrécissement en partie reproduit... Il en résulte que les avantages du procédé de ce chirurgien ont paru INDÉTREMINÉS. » *Indéterminés*, le mot est heureux! Qu'on compare ce rapport à celui de M. Lagneau, et qu'on juge!

« M. Gerdy avait soin d'indiquer que, dans les cas de rétrécissements considérables, l'urétrotome de M. Reybard agissait *d'avant en arrière*. En résumé, saillie de trois centimètres environ, très-profonde, faite d'avant en arrière, tel est le procédé présenté par M. Reybard au second concours; et nos lecteurs ont pu apprécier son efficacité.

« Au troisième concours, le rapport a été fait par M. Robert, et tout a changé de face. 1° « M. Reybard « (tome XVIII, page 1128), *divise l'urètre d'arrière en avant.* « 2° *La profondeur de l'incision peut être évaluée approxima-* « *tivement à* 5 *ou* 6 *millimètres.* 3° Pour obtenir la cicatri- « sation isolée des surfaces de la plaie, M. Reybard emploie « un dilatateur... Il faut se borner à l'introduire chaque « jour, l'y laisser quelques minutes seulement, et répéter « cette opération pendant vingt-cinq ou trente jours. »

« Rapprochons cette description de celle formulée par M. Lagneau, plus de deux ans auparavant. « Il est évident « pour nous que c'est M. Guillon qui a attaqué le premier « l'urètre d'arrière en avant... 1° Page 604 : Les incisions « sont pratiquées d'arrière en avant... 2° Page 605 : Les « lames tranchantes ont à peu près SIX MILLIMÈTRES de « longueur... 3° Page 607 : Au lieu de laisser les sondes « à demeure dans le canal, *comme le font tous les autres* « *praticiens*, M. Guillon se contente de les placer une fois « par jour, pendant un demi-quart d'heure (sept minutes « et demie) ou vingt minutes au plus. »

« Que résultera-t-il de cette comparaison, pour toutes les intelligences que la passion n'exaltera point, pour tous les esprits qui ne se rendront pas inaccessibles à la lumière du jour? Il en résultera, pour eux comme pour nous, la conviction intime et profonde que le procédé perfectionné de M. Reybard, de Lyon, et couronné par l'Académie de médecine, est identiquement le procédé de M. Guillon, *qui,* d'après M. Lagneau, *laissait bien loin derrière lui tout ce qu'on a obtenu des autres modes de traitement employés jusqu'à ce jour,* et dont l'Académie de médecine, après l'avoir solennellement approuvé, déclara, en se déjugeant, qu'*il n'était pas assez important pour mériter le prix.* Aussi, voyez quelle différence entre l'effrayant tableau tracé par M. Gerdy et les heureux résultats constatés par M. Robert, c'est le passage de la nuit au jour, de la mort à la vie!

«Pages 1130, 1131 et 1133 : « L'écoulement du sang n'est « pas assez abondant pour constituer une hémorragie « véritable... Il semble que l'infiltration d'urine doive « nécessairement survenir... l'observation prouve qu'il « n'est rien... Légers accès fébriles... Fièvre très-légère « disparaissant d'elle-même... Inflammation moins vive que « celle qui succède à la scarification... Issue funeste, « rare... »

«Ne croirait-on pas relire le rapport de M. Lagneau! Quel triomphe pour l'honorable académicien! Quelle victoire pour M. Guillon! Il échoue, mais noblement vengé.

« Nous nous trompons : la cause que nous défendons a remporté une première victoire. L'Académie de médecine a été citée devant le tribunal civil de la Seine par les exécuteurs testamentaires du marquis d'Argenteuil. Voici les conclusions du jugement qui la punit d'*avoir méconnu les intentions du testateur,* et déclare qu'elle a encouru la révocation du legs d'Argenteuil. (Présidence de M. de Belleyme, audience du 14 janvier 1853) :

« Ordonne que, faute par l'Académie de médecine d'avoir « décerné la récompense léguée par le marquis d'Argen« teuil à l'auteur du perfectionnement le plus important,

« opéré de 1833 à 1844, dans le traitement des maladies des
« voies urinaires, et à défaut par elle d'exécuter le vœu du
« testateur dans les quatre mois qui suivront la signification
« du présent jugement faite au président de ladite Aca-
« démie, la somme de 9,744 fr. 60 c., résultant des revenus
« accumulés pendant la première période, sera remise,
« avec les intérêts qu'elle aura produits depuis le 8 dé-
« cembre 1850, à la disposition de Dugon, en sa qualité de
« légataire universel du marquis d'Argenteuil.

« Condamne l'Académie de médecine aux dépens. »

« Que ferait l'illustre corps, s'il était bien conseillé ? Il reconnaîtrait hautement que sa religion a été trompée ; que tant que le rapport de M. Lagneau, soumis à une nouvelle délibération impossible, n'aura pas été solennellement rejeté et rayé de ses bulletins, le prix d'Argenteuil, pour la première période, appartient à M. Guillon ; qu'au lieu de transporter le débat sur un nouveau terrain, et de prononcer sur les perfectionnements réalisés de 1838 à 1844, dans le traitement des maladies des voies urinaires, il est bien plus naturel et plus équitable qu'elle fasse enfin ce que, dans le premier procès, les exécuteurs testamentaires lui reprochaient de n'avoir pas eu le courage de faire, *désigner entre tous, ce qui était facile après le rapport de M. Lagneau, celui de tous les perfectionnements, apportés aux moyens curatifs des rétrécissements du canal de l'urètre, qui était le plus important et devait obtenir le prix*. La conciliation alors serait aisée ; car, il faut bien que l'Académie de médecine le sache, quoique le nom de M. Guillon n'ait pas été prononcé devant les tribunaux, ce qui a amené ce lamentable procès, c'est la contradiction révoltante et inexplicable entre les conclusions de M. Lagneau et celles de M. Gerdy, entre les décisions académiques du 2 octobre 1849 et du 17 décembre 1850. *Inde mali labes!* Maintenant que le rapport de M. Robert est intervenu, que, par le plus habile tour de prestidigitation qui fût jamais, la méthode de M. Guillon est devenue la méthode de M. Reybard, que le médecin de Paris, escamoté, a fait place au médecin de Lyon, ainsi que sans être prophètes, les rédacteurs en chef de tous les journaux de médecine l'avaient prédit longtemps à l'avance, voici ce qu'on lit, dans le *bulletin* du journal *la Patrie*, de l'époque, rédigé alors par un membre de l'Académie de médecine. « L'Académie de médecine se couvrirait de honte et se suiciderait elle-même, si elle n'apaisait pas les justes colères des exécuteurs testamentaires du marquis d'Argenteuil, en reconnaissant que le prix de la première période revient de droit à M. Guillon. IL DOIT ÊTRE, QU'IL SOIT; QU'IL SOIT TOUT COMME IL DOIT, telle était la maxime du bon vieux temps; mais nous sommes en 1853, mais la civilisation a fait d'immenses progrès. » Il doit être, mais il ne sera pas; qu'il ne soit pas comme il doit! Et nous sommes saisis d'une douleur profonde, car, hélas! l'Académie de médecine mourra dans l'impénitence finale! »

La commission pour le concours de la *seconde* période fut nommée le 14 mai 1850, quatre mois et huit jours avant la clôture de cette période et, dans la séance du 28, M. Bégin annonça que cette commission s'occuperait des travaux relatifs aux maladies des voies urinaires dans la période de 1844 à 1850.

Cette fois, il était indispensable que le prix fût distribué; car, on l'a vu, les héritiers du marquis d'Argenteuil s'étaient émus des procédés de l'Académie, et ils lui avaient intenté un procès à l'effet d'obtenir, ou que le prix fût décerné, ou que le legs fût annulé.

Le rapport sur le concours de la *première* période avait été fait par M. Gerdy ; c'est M. Robert qui fut chargé du rapport sur le concours de cette *seconde* période.

Désireux d'attendre que le temps, sur lequel le rapporteur M. Gerdy avait paru si vivement compter, pour que l'expérimentation des travaux soumis à l'examen de l'Académie fût décisive, désireux, disons-nous, d'attendre que le temps eût permis de constater d'une façon certaine et définitive la supériorité de mes procédés, je m'abstins de soumettre à ce concours ma méthode de guérison des rétrécissements urétraux, la réservant pour un concours ultérieur, et je me contentai d'y présenter mes perfectionnements en lithotritie, perfectionnements qui m'avaient valu précédemment deux récompenses à l'Académie des sciences.

Nous arrivons à la *troisième* période du concours d'Argenteuil ; cette période, commencée en 1850, expirait en 1856.

Redoutant certaines influences hostiles, j'avais cru devoir présenter ma méthode de *stricturotomie* à la commission chargée de la distribution du prix fondé par le baron Barbier ; mais cette commission la renvoya à la commission du prix d'Argenteuil, dont le rapporteur était M. Laugier, professeur de clinique chirurgicale à l'Hôtel-Dieu.

Quelque dangereuse que soit l'hostilité des influences, je devais cependant compter sur un accueil favorable auprès de cette commission. Il me semblait impossible qu'elle donnât un démenti à la commission dont M. Lagneau avait été le rapporteur : or, M. Lagneau, dans le rapport par lui fait à l'Académie de médecine le 2 novembre 1849, ledit rapport adopté à l'unanimité par cette Académie, et inséré, six mois après, dans le *Bulletin académique* du 30 avril 1850, n'avait point hésité à reconnaître et à proclamer publiquement, « que M. le Dr Guillon était « l'auteur d'une méthode nouvelle, au moyen de laquelle « on *guérit complètement et radicalement* une maladie aussi « grave qu'elle est fréquente, et *qui, avant lui, était tout à « fait incurable.* »

L'auteur du rapport sur le concours de 1850 à 1856, fait à la fin de l'année 1858, ne donna pas, en effet, un démenti au savant rapporteur de 1849; seulement il trouva moyen de faire indirectement ce qu'il n'eût pas pu faire directement : au lieu d'apprécier le mérite de ma méthode, il évita de se prononcer, en m'excluant du concours par une fin de non-recevoir. Mais quelle fin de non-recevoir! Tandis qu'en 1850 on m'avait objecté que ma méthode était *trop jeune*, en 1858, on m'objecta qu'elle était *trop vieille !!!*

Littéralement parlant, d'après l'œuvre de la commission, j'ai été évincé, parce que mes bougies en baleine et mes sondes à extrémité conductrice, avec lesquelles on pratique le cathétérisme, étaient connues avant 1850! Le rapporteur ne pouvait cependant ignorer, que ce procédé m'avait valu, en 1857, un encouragement de 1,000 francs à l'Académie des sciences, au concours Montyon.

J'ajouterai, qu'au moment où M. Laugier consignait

cette exclusion dans son rapport, M. Giraldès appelait énergiquement l'attention de la Société de chirurgie sur quinze ponctions de la vessie qui ont entraîné la mort, — et « M. Demarquay *jetait aussi la pierre* à la ponction sus-« pubienne, en déclarant que, sur quatre opérés, il en « avait perdu trois. » (*Moniteur des hôpitaux* du 22 mai 1858.)

A cette même époque, environ, M. Civiale, faisait insérer au *Bulletin de l'Académie de médecine* (numéro du 15 novembre 1858) : « *Que l'urétrotomie interne* (c'est ainsi qu'il dési-« gnait la stricturotomie) A COMBLÉ UNE LACUNE CONSIDÉ-« RABLE, *en venant en aide au praticien dans les cas graves où « tous les autres moyens font défaut.* » Dans une autre brochure, publiée ultérieurement, le même spécialiste (page 83) s'exprimait ainsi : « Ce qui paraît établi, quant à présent, « c'est que, *dans la partie profonde de l'urètre, il vaut mieux « inciser trop que trop peu.* » Enfin, aux pages 117 et 118, mon ancien juge faisait les déclarations ci-après :

« 1° Les heureux résultats de l'urétrotomie ne sauraient « être contestés.

« 2° L'urétrotomie d'arrière en avant constitue un per-« fectionnement de la thérapeutique chirurgicale.

« Dans les rétrécissements longs, durs, rétractiles, qui « occupent la partie pénienne et la courbure de l'urètre, « *des incisions longues et profondes* permettent à la dilatation « consécutive, dirigée convenablement, *de produire des « résultats qu'on n'obtiendrait pas sans leur concours.* »

Que, dans le sein de l'aréopage académique, M. Civiale ait opiné, contrairement à ce qu'il avait précédemment dit et écrit, c'est affaire à lui et non à moi. Mais ne suis-je pas en droit quelque peu d'opposer M. Civiale *auteur* à M. Civiale *commissaire?*

Si l'Académie, après avoir adopté le rapport précédent dans la séance du 4 décembre 1858, n'avait pris sur elle que la responsabilité d'une décision que je suis fondé à trouver injuste, en présence des motifs qui l'ont déterminée, j'en aurais seul souffert : mais elle alla plus loin. Huit autres compétiteurs furent exclus avec moi et elle prit ainsi sur elle la responsabilité d'un nouvel et plus complet oubli des volontés du marquis d'Argenteuil. Dès lors, je n'étais pas seul à souffrir ; dès lors aussi, j'avais le droit de me plaindre, non-seulement en mon nom, mais encore au nom de tous.

Cette responsabilité, que l'Académie n'avait pas craint d'assumer, consistait à faire ouvertement ce qu'elle avait commencé par faire, en 1850, d'une façon détournée : au lieu de décerner un seul prix au concurrent jugé le plus digne, elle le morcela en six fractions, qu'elle partagea entre six concurrents.

Ce qui s'était passé en 1858 se renouvela en 1863, pour la *quatrième* période du prix d'Argenteuil, 1856 à 1862, dont le rapporteur était M. Gosselin, chirurgien de l'hôpital de la Pitié.

Une ouverture m'ayant été faite par l'un des juges (le professeur Nélaton) pour savoir si je ne consentirais pas à recevoir la moitié de ce prix (6,000 francs), sur mon refus de m'associer, par son acceptation, à la violation du testament du marquis d'Argenteuil, l'Académie divisa les 12,000 francs en cinq récompenses, qu'elle décerna, conformément à des appréciations dont je suis trop intéressé, dira-t-on, à récuser l'exactitude, pour hasarder la moindre contestation.

Voilà ce que j'avais à dire relativement au prix du marquis d'Argenteuil.

Quant au prix du baron Barbier, je me bornerai à rappeler qu'ayant, dans deux concours, soumis mes travaux à deux commissions différentes, je fus renvoyé aux commissions du prix d'Argenteuil, par le motif que le prix Barbier « devait être réservé aux inventeurs des moyens « de guérison applicables à la généralité des maladies *par « le secours de la médecine*, mais non à ceux qui s'étaient « occupés d'infirmités spéciales et avaient demandé leurs « moyens de guérison, *non à la médecine, mais à la chi- « rurgie.* »

On ajoutait, comme second motif « que les deux prix, « le prix d'Argenteuil et le prix Barbier, ne pouvaient « être cumulés sur la même tête. »

Si, en morcelant le prix fondé par le marquis d'Argenteuil, l'Académie avait incontestablement méconnu les intentions du testateur, en donnant au testament Barbier une interprétation telle que celle qui m'avait fait exclure des concours, elle méconnaissait d'une façon non moins incontestable les intentions du second testateur. De même qu'elle avait violé le premier testament, de même aussi elle violait le second.

Il n'était pas possible que cette double violation demeurât indéfiniment tolérée. Il y avait là plus qu'une question d'intérêt privé, il y avait là *une véritable question d'intérêt public* : c'est ce qui m'a déterminé à saisir la justice de mes griefs.

Par un exploit introductif d'instance du 20 mai 1864, j'ai assigné l'Académie impériale de médecine de Paris, dans la personne de M. Dubois (d'Amiens), son secrétaire perpétuel.

L'instance ayant été liée contradictoirement, le 26 janvier 1865, je pris, à l'appui de ma demande, des conclusions dont il importe de rappeler les termes.

Je concluais, en autres fins, à ce qu'il plût au Tribunal :

« Dire que le sieur Guillon ayant été évincé du concours aux prix institués par le marquis d'Argenteuil et le baron Barbier, non à cause du mérite de ses œuvres, mais :

« 1° Parce que les deux prix ne pouvaient être cumulés sur la même tête ;

« 2° Parce que ses perfectionnements ne seraient pas d'invention nouvelle ;

« 3° Parce qu'ils ne se seraient pas produits, pour la première fois, pendant la période soumise à l'examen ;

« 4° Parce qu'ils se rapporteraient, non à la généralité des maladies à guérir par le secours de la médecine, mais à une spécialité d'infirmités à guérir ou à prévenir par le secours de la chirurgie, et qu'ils rentreraient dans le programme du prix d'Argenteuil auquel il faudrait le renvoyer : qu'il a intérêt et qualité pour faire interpréter les testaments du marquis d'Argenteuil et du baron Barbier, pour faire maintenir son droit au concours et pour faire prononcer la nullité des distributions faites sous l'empire des erreurs de droit qui l'ont fait éconduire ;

« Statuant par interprétation desdits testaments :

« Dire que les deux prix peuvent s'asseoir, en cas de mérite reconnu conforme aux conditions imposées, cumulativement sur la même tête.

« Statuant par interprétation du testament du baron Barbier :

« Dire qu'en rentrant dans les conditions du programme, le candidat a droit à concourir pour les moyens curatifs du domaine de la chirurgie aussi bien que pour ceux du domaine de la médecine, et que le docteur Guillon prétendant avoir trouvé un moyen pour la guérison d'une maladie ou infirmité jusque-là réputée incurable, ses titres au concours Barbier doivent être examinés ;

« Déclarer nulle toute distribution faite au mépris de ses droits ;

« Dire que l'Académie sera tenue d'y procéder de nouveau, avec l'admission à l'examen des titres du docteur Guillon ;

« Statuant par interprétation du testament du marquis d'Argenteuil :

« Dire que le prix sexennal par lui institué ne peut être divisé ; qu'il ne peut être attribué au plus méritant dans le traitement des maladies des organes génito-urinaires, que faute de pouvoir être accordé au plus méritant dans le traitement de la maladie spéciale du rétrécissement de l'urètre ; que tout perfectionnement soumis à l'examen de l'Académie doit être examiné et admis au concours sans condition de nouveauté d'invention ou de date, pourvu qu'il soit un perfectionnement réel dans la guérison ou le soulagement de la maladie indiquée au paragraphe premier dudit testament ; que spécialement les titres du docteur Guillon ayant été renvoyés, lors de la deuxième période sexennale à la période suivante, comme n'ayant pas été suffisamment vérifiés, c'est à tort et sans droit qu'ils ont été mis à l'écart pour cause d'ancienneté dans les troisième et quatrième périodes ;

« Annuler la distribution des prix faite en ces périodes contrairement à ces règles, etc. »

Le 5 février 1865, le Tribunal civil de la Seine a, par les motifs suivants, déclaré le demandeur en cassation non recevable, et en tout cas mal fondé dans sa demande :

« Le Tribunal :

« Attendu qu'en principe général les Académies ont la libre et souveraine appréciation des conditions de leurs concours, comme de l'aptitude et du mérite de leurs candidats ;

« Attendu que reconnaître à tout concurrent le droit de se plaindre en justice de la décision qui lui fait grief en pareille matière, serait témérairement porter atteinte aux légitimes prérogatives des corps savants ;

« Attendu qu'en admettant même, par dérogation à ce principe, qu'une action judiciaire pût être justement intentée contre une Académie, qui, après avoir constaté l'aptitude d'un compétiteur à concourir, ou reconnu son droit à recevoir le prix, l'aurait arbitrairement exclu du concours, ou privé de toute récompense, ce cas exceptionnel, et d'ailleurs non présumable, ne se rencontre pas dans l'espèce ;

« Attendu que Guillon allègue, il est vrai, que, par une fausse interprétation des dispositions testamentaires du marquis d'Argenteuil et du baron Barbier, fondateurs des prix auxquels il prétend, l'Académie de médecine, après avoir apprécié ses travaux, l'aurait injustement écarté de l'un et de l'autre concours, sous le prétexte qu'il n'en aurait pas rempli les conditions ; mais qu'il suffit de comparer les termes desdites dispositions avec la double décision de l'Académie, pour connaître combien est mal fondée cette allégation du demandeur ;

« En ce qui touche l'interprétation du testament du marquis d'Argenteuil :

« Attendu qu'il résulte des termes de ce testament « qu'un prix « sera donné tous les six ans à l'auteur du perfectionnement le « plus important apporté pendant cet espace de temps aux « moyens curatifs des rétrécissements du canal de l'urètre, » et « qu'à défaut d'un perfectionnement assez notable pour mériter « ce prix dans ces conditions, le même prix pourra être accordé « à l'auteur du perfectionnement le plus important apporté, durant ces six ans, au « traitement des autres maladies des voies urinaires ; »

« Attendu que, par application de ces clauses, l'Académie avait tout d'abord à rechercher si les titres des candidats satisfaisaient aux conditions imposées par le testament, c'est-à-dire si leurs prétendus perfectionnements avaient été apportés au traitement des maladies spécifiées par le testament dans la période sexennale où le concours s'était ouvert ;

« Attendu que l'Académie, appréciant les travaux de Guillon, l'un des concurrents, a décidé que les perfectionnements sur lesquels il s'appuyait pour prétendre au prix remontaient à une époque antérieure à la dernière époque sexennale ; qu'aucun perfectionnement nouveau n'avait été apporté par lui à ses moyens curatifs pendant cette période, et que, par conséquent, il ne remplissait pas les conditions du concours imposées par le testament ;

« Attendu qu'en pareil cas l'Académie est restée dans les limites de sa compétence exclusive en jugeant souverainement la question au point de vue scientifique, et qu'au point de vue de l'application de la clause testamentaire, dont le Tribunal pourrait être juge, elle a fait de cette clause, d'ailleurs claire et précise, une saine et juste interprétation ;

« En ce qui touche le testament du baron Barbier :

« Attendu qu'il résulte de ce testament qu'un prix doit être décerné, chaque année, par l'Académie, à celui qui découvrira des moyens complets de guérison pour des maladies reconnues jusqu'à présent le plus souvent incurables, comme la rage, le cancer, l'épilepsie, etc. ;

« Attendu que l'Académie, appréciant au point de vue exclusivement scientifique les travaux présentés par Guillon au concours ouvert en exécution de cette clause, a jugé que ces travaux rentraient plutôt dans les conditions spéciales du concours pour le prix d'Argenteuil que dans celles du concours pour le prix Barbier, et les a purement et simplement renvoyés à la commission du premier concours ;

« Attendu qu'en pareille matière l'Académie est encore restée dans les limites de sa compétence, et n'a fait aucune fausse application de la clause testamentaire dont le demandeur réclame le bénéfice ;

« Attendu que Guillon demande par ses dernières conclusions qu'une commission, prise dans la section des sciences de l'Institut, soit appelée à se prononcer sur ses titres et sur ceux de ses compétiteurs antérieurement appréciés par l'Académie de médecine ;

« Attendu qu'une telle prétention est en tout point insoutenable, et que l'admettre un instant, par impossible, serait reconnaître, entre les corps savants, une hiérarchie et un droit de contrôle qui n'existent pas :

« Déclare Guillon non recevable et en tout cas mal fondé dans sa demande, l'en déboute et le condamne aux dépens. »

J'ai interjeté appel de ce jugement : mes conclusions

prises devant la Cour, et qui sont rapportées aux qualités de l'arrêt attaqué, sont la reproduction de celles dont nous venons de rappeler les termes.

Sur cet appel, la Cour impériale de Paris a, par les motifs qui avaient déterminé les premiers juges, et par quelques nouvelles considérations, confirmé le jugement du Tribunal de la Seine. (*Arrêt du* 10 *Juillet* 1865.)

Voici cet arrêt :

« La Cour :

« Considérant qu'en donnant à une société savante la mission de distribuer des encouragements et des récompenses, un testateur lui accorde une confiance dont la pensée doit dominer l'exécution de l'action testamentaire ;

« Que les conditions d'admission des prétendants à l'examen, comme l'examen lui-même, appartiennent sans contrôle au corps savant institué à cet égard juge souverain ;

« Considérant que les prétendants n'ont jamais le droit d'en appeler de ces décisions devant la justice ordinaire ;

« Que si les héritiers de l'auteur de la libéralité peuvent, comme ses représentants, surveiller l'exécution du testament, il n'en est pas de même de tout individu qui se présente pour obtenir un des prix institués, et qui, par ce fait, entendrait se créer le droit d'intervenir dans l'exécution d'un acte qui lui est étranger, tant que son droit à la récompense n'a pas été reconnu ;

Considérant qu'ainsi le docteur Guillon est non recevable dans ses réclamations contre l'Académie de médecine, soit parce qu'elle aurait refusé de l'admettre au concours, soit parce qu'elle l'aurait éliminé après examen ;

« Adoptant, au surplus, les motifs des premiers juges :

« Confirmé. »

J'en serais resté là de mes instances, découragé mais non vaincu. L'exécuteur testamentaire des volontés de M. le marquis d'Argenteuil, M. le marquis de Belbeuf, pensant qu'il devait, aux intentions du testateur, d'épuiser toutes les juridictions, ne recula pas devant un pourvoi en cassation. Peut-être cette dernière résolution, dont l'initiative et la responsabilité lui appartiennent, en-dehors de toute participation de mon chef, fut-elle dictée par un sentiment de gratitude envers celui qui, comme je l'ai rapporté plus haut, lui avait rendu le signalé service de sauver, de la diphtérie, son petit-fils et un serviteur affectionné. S'il a succombé dans ce recours suprême, malgré la compétence et le talent si justement reconnus de son conseil, Me Bozérian, du barreau de Paris, il eut la consolation, du moins, d'avoir défendu jusqu'au bout des droits chers à sa reconnaissance, et dont l'opinion publique a pu, grâce à de retentissants débats, mesurer l'étendue.

II. — MES TRAVAUX RÉCOMPENSÉS PAR L'ACADÉMIE DES SCIENCES

Le baron de Montyon ayant légué à l'Académie des sciences, par son testament, « une somme de dix mille francs, pour un prix annuel, en faveur de qui aura trouvé un moyen de perfectionnement de la science médicale ou de l'art chirurgical, » j'ai présenté au Concours Montyon ma méthode de lithotritie, qui évite aux malades atteints de calculs vésicaux l'opération de la taille, *et procure promptement la guérison, lors même que les calculs sont très-volumineux et très-durs.*

Voici ce qu'on lit dans les rapports des prix de l'Institut de France, du 26 avril 1847, et du 16 décembre 1850 : c'est au nom d'une Commission, composée de MM. Serres, Duméril, Magendie, Andral, Roux, Rayer, Lallemand, Milne-Edwards et Velpeau, que ce dernier s'exprimait ainsi :

« Invention heureuse, conquête importante de la chirurgie moderne, la lithotritie n'en est pas moins encore une opération sérieuse, parfois difficile; souvent dangereuse...

« Frappé des inconvénients du brise-pierre ordinaire, M. Guillon en a fait construire un, auquel la commission a reconnu plusieurs avantages. *Par le peu d'élévation de ses bords, la cuiller de cet instrument appelle en quelque sorte les corps étrangers dans sa concavité, une fois qu'il est dans la vessie.* Pour en faire agir les branches, l'auteur se sert d'un engrenage *et d'un levier* qui lui permettent d'en graduer la puissance, d'en rendre la pression continue ou intermittente et sans secousse, à volonté. Afin d'éviter le tassement des fragments broyés, M. Guillon a fixé, sur la face concave de son brise-pierre, une feuille d'acier qu'un mécanisme assez simple permet de soulever et de repousser. Il est ainsi facile de reprendre, de saisir, de broyer le calcul ou ses fragments, un grand nombre de fois, dans la même séance, sans retirer l'instrument... qui a paru plus complet, plus franchement applicable qu'aucun autre sous ce rapport.

« Tout ce qui tend à rendre le broiement de la pierre plus prompt, plus facile et moins dangereux, a d'ailleurs tant d'importance, que la Commission propose d'accorder à M. Guillon un encouragement de mille francs. »

Environ quatre ans après, une autre Commission, composée de MM. Roux, Rayer, Lallemand, Serres, Velpeau, Magendie, Duméril, Flourens et Andral, rapporteur, disait:

« M. le docteur Guillon, qui déjà, au concours de 1845, avait été récompensé pour un brise-pierre pulvérisateur, a sensiblement amélioré cet instrument; il lui a donné une grande simplicité et une plus grande rapidité d'action; il en a rendu en même temps l'emploi plus facile; et, comme ces modifications ont paru, à votre commission, assurer encore à cet instrument un plus haut degré de sûreté et d'utilité, elle vous propose d'accorder à M. Guil- un encouragement de mille francs. »

La commission, nommée en 1860 et qui m'a décerné un encouragement de deux mille francs, était composée de MM. le baron Cloquet et Jobert : elle avait reconnu que ma méthode de lithotritie « constituait un progrès très-considérable,» et M. Jobert, dès cette époque, l'avait adoptée et enseignée à ses élèves. Elle réalisait, en effet, un des plus importants *desiderata* de la chirurgie, celui qu'avait visé Dupuytren, lorsque, répondant à Heurteloup, qui présentait au concours Montyon son procédé de broiement, à l'aide du percuteur courbe à marteau :

« Si vous pouviez, disait l'illustre chirurgien, trouver le moyen de substituer à la percussion une force de pression, je proposerais immédiatement à la commission de vous décerner le grand prix. »

Les encouragements que, par trois fois, le premier corps savant de France a attribués à mes persévérants efforts durant une période de près de soixante ans, constituent assurément une récompense, dont je suis toujours très-reconnaissant et qui a été un puissant atermoiement aux dénis de justice qui m'attendaient d'autre part.

Peut-être l'importance des progrès réalisés par mes

travaux, pour le progrès de l'art et le soulagement de nombreux malades, me donnait-elle l'espérance sinon le droit de croire qu'un jour viendrait, où j'atteindrais enfin au prix près duquel l'éminent aréopage avait trois fois déclaré que je m'étais approché d'une manière éclatante.

Les années et les concours se sont succédé sans que j'aie obtenu cette satisfaction : en aurai-je pour cela moins mérité de la science et de l'humanité ?

III. — A PROPOS DE LA MALADIE DE NAPOLÉON III.

Avec plusieurs de mes éminents confrères, j'ai été appelé à l'insigne et périlleux honneur de prêter mon ministère à l'empereur Napoléon III, à Vichy et à Biarritz, durant les crises qui s'y sont manifestées, de la cruelle maladie à laquelle il a finalement succombé. Je me dois à moi-même, pour dégager ma part de responsabilité dans les circonstances qui ont pu laisser se préparer un dénoûment fatal, de bien définir les termes de mon intervention. Dans la *France médicale* du 15 janvier 1873, la plume distinguée du Dr J. Lapeyrère a exposé d'intéressants détails sur les phases antécédentes de l'affection et du traitement de celui qui fut deux fois mon client. Je ne puis mieux faire qui de reproduire textuellement cette édifiante page d'histoire, avec les considérants que l'auteur en déduit si judicieusement.

« Si j'entreprends de parler *de la maladie de Napoléon III*, ce n'est pas pour faire entendre qu'il s'agit d'un nouveau diagnostic à introduire au débat, ou d'une thérapeutique

que je voudrais opposer aux moyens employés par les médecins et chirurgiens traitants. N'étant pas même spécialiste, je ne puis me permettre ces hardiesses-là. Non; mon but est de grouper, sous ce titre, les antécédents plus ou moins officiels du malade et les résultats de l'autopsie, afin d'obtenir du rapprochement de ces deux sources d'observations les éléments d'une appréciation plus ou moins décisive.

« A ceux qui font remonter à dix ans le début de la maladie, ou plutôt le noyau qui est devenu le volumineux calcul dont parlent les opérateurs, je suis depuis 1866, en mesure d'opposer un doute, sinon une dénégation formelle. M. le Dr Guillon père, qui, à cette époque, et durant le court séjour de Napoléon III à Vichy et à Biarritz, fut appelé à donner des soins au malade, ne constata qu'un rétrécissement circulaire de la portion membraneuse de l'urètre la plus rapprochée de la portion spongieuse. Une sonde à bout olivaire, d'un très-petit calibre, passa sans trop de résistance, et la vessie fut vidée. Bien que, dans l'après-midi et dans la nuit, l'urine eût repris son cours normal, M. le Dr Guillon crut devoir, le lendemain, dilater le canal, à l'aide d'une bougie de moyen calibre et toujours *à bout olivaire*, car il n'en emploie jamais d'autres. Le troisième jour, l'Empereur retournait à Paris, après avoir, par pure précaution et en vue du voyage, fait vider sa vessie au moyen d'une sonde ordinaire, introduite, cette fois encore, par le Dr Guillon.

« Quelques jours plus tard, à la suite d'un nouveau cathétérisme, qu'avait pratiqué un autre chirurgien, survint une prostatite, qui fut combattue, à Biarritz, par un régime approprié, des lavements émollients et des cataplasmes rectaux, prescrits par le Dr Guillon père, devenu chirurgien-traitant de S. M.

« Là s'arrêtent mes informations particulières et jusqu'à ce jour inédites. Ne voulant pas sortir du seul rôle qui convienne à mon incompétence en la matière, du rôle de simple *reporter*, je passe, sans risquer le moindre commentaire, à la *consultation* détachée du *Recueil des papiers trouvés aux Tuileries pendant le siège*, non sans exprimer le regret qu'elle ait été publiée avant l'autopsie, et sous l'influence de préoccupations qui n'ont rien de commun avec les intérêts de la science, la dignité de l'art, l'honneur de la profession et les devoirs de la confraternité internationale.

« Après avoir noté des hyperesthésies nervoso-musculaires, qui sont toujours dues à l'anémie, un flux hémorroïdal assez considérable, et presque permanent pendant six ans; des troubles digestifs et quelques phénomènes goutteux, M. Sée, formulant les conclusions, arrêtées de concert avec MM. Nélaton, Ricord, Fauvel et Corvisart, interprétait, ainsi qu'il suit, la lésion de la vessie :

« Altération des voies urinaires. Depuis cinq ans, il y a eu quatre hématuries ; à la suite de celle de 1867, les urines sont restées, pendant un an, mucoso-purulentes, puis elles se sont éclaircies ; et, depuis le mois d'août 1869, où il y a eu des accidents aigus et graves dans les organes urinaires, les urines ont constamment contenu une certaine quantité de pus, évaluée au minimum à 1/40, et pendant la période aiguë à 1/4 ou 1/3 de la totalité des urines.

« Très-souvent aussi il y a eu de la dysurie, de la lenteur très-marquée pour uriner, le matin ; d'autres fois des interruptions du jet de liquide, et par moments les difficultés ont été telles, qu'il a fallu recourir à la sonde ; c'est ce qui est arrivé à Vichy, il y a trois ans, et au mois d'août 1869. Il est à noter aussi que, depuis ce temps, l'équitation et les secousses de la voiture réveillent souvent des douleurs dans les reins ou dans le bas-ventre, ou au fondement. Or, une maladie caractérisée par ces trois phénomènes : 1° hématuries répétées; 2° urines purulentes depuis près de trois ans, avec altérations plus ou moins marquées ; 3° dysurie fréquente, caractérisée par le spasme ou par l'inertie de la vessie, ne peut être rapportée qu'à une *pyélocystite* CALCULEUSE.

« S'il n'y avait eu que les urines purulentes, on aurait pu songer à un simple catarrhe. Si on n'avait pas à tenir compte de ce qui s'est passé avant le mois d'août 1869, on pourrait penser à un abcès périvésical ouvert dans l'urètre.

« Mais les hématuries antérieures, mais la persistance de la purulence des urines depuis un an, le retour fréquent de la dysurie et l'augmentation des douleurs par les secousses doivent faire songer à une cystite d'origine calculeuse, que ce calcul soit placé et enchâtonné dans la vessie ou qu'il ait eu son siège primitif dans les reins.

« Il y a eu d'ailleurs, de temps à autre, un excès d'acide urique et d'urates dans la vessie.

« C'est pourquoi nous considérons comme *nécessaire* le cathétérisme de la vessie à titre d'exploration, et nous pensons *que le moment est opportun*, par cela même qu'il n'y a actuellement aucun phénomène aigu.

« Si, en effet, la dysurie ou la purulence, ou les douleurs augmentaient ou reparaissaient, on aurait à craindre de provoquer par l'exploration une inflammation aiguë.

Professeur G. SÉE.

« Paris, 3 juillet 1870. »

« Les bulletins médicaux qui ont été publiés, au cours si rapide de la crise suprême, sont loin d'offrir la précision voulue. Il y est question de l'état général du malade, d'opérations pratiquées pour établir la présence d'un calcul dans la vessie, et pour l'en extraire au moyen de la lithotritie. Mais pas de détails sur la nature de l'état général, et à peine quelques données sur le volume du calcul, sur le résultat des tentatives de broiement, sur les conditions des organes génito-urinaires.

« Quant aux moyens thérapeutiques ou palliatifs, il n'est question que de l'emploi du chloroforme et de l'opium. En attendant que, dans l'histoire de la maladie, cette lacune soit comblée, force est de demander à l'autopsie les renseignements qu'elle peut nous fournir.

« On lit à cet égard, dans le *British medical journal* :

« L'autopsie du corps de l'Empereur a eu lieu à Camden-place. Elle a été conduite avec un soin minutieux par le docteur Burdon-Landerson, médecin et pathologiste éminent, dont le concours avait été spécialement demandé à cette occasion. L'examen a eu lieu en présence des docteurs Thompson, Conneau, Corvisart, William Gull, Foster et Glover ; il a été dirigé de façon à tirer des conclusions certaines des faits, pouvant éclairer les points suivants : historique de la maladie, sa nature et son origine ; les résultats immédiats de l'opération, la cause immédiate et dernière du décès.

« Dans de telles circonstances, il reste une triste, mais utile satisfaction à tirer des résultats de cette investigation impartiale et rigide : c'est qu'ils concordent avec des faits certains diagnostiqués pendant la vie du malade ; on remarquera que l'affection calculeuse est déjà ancienne. Les conditions locales de la pierre, sa forme, son poids, sa composition, sont absolument tels qu'on les avait diagnostiqués récemment.

« Son caractère chimique est bien, comme on l'avait dit, phosphatique. Il paraît être d'une espèce rare et particulière ; la portion qui reste est entre les mains d'un éminent chimiste, qui l'analysera avec soin. Sa composition est, dans l'espèce, un détail intéressant. Il est important de faire remarquer que ce débris porte les traces écrites de l'habileté et de la délicatesse d'une opération conduite de façon à soulager vite le patient et à lui causer le moins d'irritation possible, opération devant laquelle ont reculé les plus habiles praticiens.

« Les fragments saisis ont été complètement broyés par l'instrument à chaque séance, et presque tous avaient pu être expulsés au dehors. Le calcul n'avait pas été attaqué étourdiment à différents endroits ; mais, au contraire, avec intelligence, comme si le sens de la vue avait guidé l'opérateur, au lieu du simple toucher.

« La vessie n'était pas encombrée par de gros morceaux de pierre, demeurant là comme autant de sources d'irritation, mais plus de la moitié avait été complètement pulvérisée, et le reste demeurait en un seul bloc. La membrane intérieure était intacte, sans érosion ni aucun symptôme inflammatoire des tissus environnants. L'état des reins était déplorable et tel, que tous les chirurgiens eussent conclu dans le sens d'une issue fatale à toute opération, sous quelque forme qu'elle se présentât qu'elle eût lieu d'ailleurs ou non.

« Il faut reconnaître, d'ailleurs, que la science ne possède aucun moyen certain de diagnostiquer sûrement un état semblable du vivant du patient. La mort subite de l'empereur devait être attribuée, d'après le caractère des symptômes qui l'ont précédée, soit à un *temps d'arrêt subit dans les battements du cœur*, soit à un *obstacle causé par un caillot de sang*.

« Le résultat de l'autopsie ne laissa de plausible que la première hypothèse. Un rapport détaillé l'établira prochainement : le rapport sommaire a été dirigé avec beaucoup de soin et de précison par les médecins présents, et ils sont unanimes sur la cause de la mort que nous venons d'indiquer. Il a été ensuite soumis à sir William Gull, qui a dû quitter l'autopsie au moment où elle commençait et n'y a, par conséquent, pas assisté. On verra que sir William Gull a ajouté à la note quelques observations intéressantes pour la science médicale ; il exprime une opinion particulière relative à certaines circonstances qui ne manqueront pas d'ouvrir une prochaine discussion. Ces circonstances se rattachant d'une manière générale aux causes de la maladie, ne touchent pas aux différents points du traitement, et nous n'avons pas besoin de les analyser.

« Ainsi l'autopsie confirme entièrement le diagnostic ; elle justifie le traitement adopté, et ce résultat, du moins, paraîtra satisfaisant à tout le monde ; il démontre que les diagnostics de la science médicale et chirurgicale étaient corrects et que le traitement a été conduit d'une manière irréprochable. »

Enfin, voici le rapport officiel de l'autopsie :

« Le résultat le plus important de l'autopsie, c'est l'état inflammatoire des reins, effet produit par l'irritation des calculs vésicaux (qui doivent avoir séjourné dans la vessie pendant plusieurs années) ; cet état d'inflammation était tel, qu'on n'aurait jamais pu le supposer ; en admettant même qu'on l'eût soupçonné, rien ne pouvait donner à cette opinion un caractère de certitude.

« Les troubles constatés dans les reins étaient de deux espèces : d'un côté, dilatation des urétères et de l'enveloppe des reins ; à gauche, cette dilatation était excessive et avait donné lieu à une atrophie de la substance glandulaire de cet organe ; de l'autre côté, inflammation aiguë des conduits urinaires, d'origine plus récente.

« Toutes les parties voisines de la vessie étaient dans un état satisfaisant ; la membrane muqueuse de la vessie et la prostate présentaient quelques signes inflammatoires, mais aucune trace d'ulcération ni d'écorchure.

« Dans l'intérieur de la vessie se trouvait une pierre dont la forme indiquait qu'elle avait été brisée par la moitié. En outre, deux ou trois fragments de la grosseur d'une graine de chènevis. Cette moitié de calcul pesait trois quarts d'once (22 grammes) et mesurait un pouce et quart ou et demi. Il n'y avait aucun désordre du péricarde ; tous les organes, sauf les reins, étaient sains.

« Le sang était généralement liquide et ne contenait que peu de caillots. Aucune trace de l'obstruction par coagulation n'a été découverte, ni dans le système veineux, ni dans le cœur, ni dans les poumons.

« La mort a été provoquée par un temps d'arrêt de la circulation ; elle doit être attribuée à l'état général constitutionnel du patient. Les désordres constatés dans les reins étaient de telle nature et si avancés, que, dans un temps relativement court, le résultat fatal eût été le même.

« Signé par tous les médecins présents :

« J. BURDON-SAUNDERSON. — CONNEAU. — CORVISART. — H. THOMPSON. — JOHN FOSTER. »

« Pour maintenir à cet exposé son caractère exclusivement scientifique, je dois ajouter qu'une discussion a été annoncée par la presse médicale anglaise. Si, comme il faut l'espérer, cette discussion doit s'ouvrir dans une société médico-chirurgicale de Londres, nul doute que des points restés obscurs ou contestables ne soient élucidés à la satisfaction générale.

« On a le droit d'attendre des explications précises sur l'état général du malade, au moment où la chirurgie a cru devoir intervenir. Cet état comportait-il l'usage de l'anesthésie ? Et, après l'emploi du chloroforme, quelle part a pu avoir l'opium dans le dénoûment si brusque — puisqu'il était inattendu — de la crise suprême ? On se demandera sans doute aussi, si la taille n'eût pas été préférable à la lithotritie, et encore, celle-ci ayant été employée, si le mode opératoire était le mieux choisi. Peut-être y aura-t-il lieu de mettre en parallèle des *modus faciendi* plus ou moins *méconnus* ou *dedaignés* avec des méthodes plus favorisées..... »

Comme l'a si fidèlement mis en lumière le récit que je viens de reproduire, mes soins donnés à l'empereur Napoléon III, à Vichy et à Biarritz, datent de 1866. Mes cathétérismes, pratiqués avec les instruments dont la construction est mienne, avaient produit les effets que j'en attendais, ainsi que le démontre la bonne santé dont S. M. jouissait à son retour dans la Capitale, état que j'ai été appelé à constater et qu'il n'eut dépendu que de moi d'observer plus longtemps. C'est volontairement, en effet, qu'appelé de nouveau près de Napoléon III, pour lui continuer mon ministère, des raisons, que je n'ai pas à développer ici et que tout le monde devinera, m'avaient fait exiger, comme condition de mon traitement, l'assistance de M. le Président de l'Académie de Médecine aux manœuvres chirurgicales que la situation commandait : prétention qui fut écartée, je n'ai pas et je n'ai jamais eu la pensée de rechercher pourquoi. De 1866 à la mort de Napoléon III, six années se sont écoulées. On vient de voir comment, durant ce laps de temps, les accidents pathologiques se sont développés, puis précipités vers un dénoûment foudroyant, en dernier lieu, loin de Paris, sous une surveillance médico-chirurgicale à laquelle j'étais devenu tout à fait étranger. *Cuique suum!*

351-5-9. — SAINT-QUENTIN. IMPRIMERIE JULES MOUREAU, 7, GRAND'PLACE.

TABLE DES MATIÈRES

LIBRAIRIE J.-B. BAILLIÈRE PÈRE & FILS

351-5-9. — SAINT-QUENTIN. IMPRIMERIE JULES MOUREAU, 7, GRAND'PLACE.

www.ingramcontent.com/pod-product-compliance
Ingram Content Group UK Ltd.
Pitfield, Milton Keynes, MK11 3LW, UK
UKHW021924230726
13925UKWH00007B/490

9 782019 268589